Gestion de l'anesthésie pour les chirurgies cardiovasculaires courantes

BAI Yunbo, LI Siqi & FU Jingjing

Gestion de l'anesthésie pour les chirurgies cardiovasculaires courantes

L'Harmattan

5-7, rue de l'École-Polytechnique, 75005 Paris

http://www.editions-harmattan.fr

ISBN : 978-2-336-48697-0

EAN : 9782336486970

SOMMAIRE

PRÉFACE

Dans le long cours de la vie, nous ne sommes que des voyageurs de passage, mais il existe toujours des moments où nous nous arrêtons, regardons en arrière sur le chemin parcouru, et réfléchissons à la direction à prendre. La gestion anesthésique des chirurgies cardiovasculaires courantes est le fruit de notre expérience acquise lors de notre mission d'assistance médicale en Guinée, basée sur la réalité médicale locale et notre expertise professionnelle.

Le contenu de cet ouvrage couvre les points clés de la gestion anesthésique des diverses interventions cardiovasculaires couramment rencontrées en clinique. Il traite de la gestion anesthésique des pontages coronariens, des chirurgies des cardiopathies congénitales, des valvulopathies cardiaques, des gros vaisseaux, des tumeurs cardiaques et du péricarde. En outre, il aborde les principes anesthésiques et les pratiques récentes en médecine pour des interventions cardiaques avancées, telles que la transplantation cardiaque, la chirurgie mini-invasive par thoracoscopie, le remplacement valvulaire aortique par cathéter, l'implantation de dispositifs d'assistance ventriculaire gauche, et d'autres techniques de pointe.

Chaque chapitre contient des descriptions des interventions concernées, des évaluations anesthésiques préopératoires, ainsi que des points d'attention anesthésiques peropératoires et postopératoires, apportant ainsi des détails essentiels sur la gestion anesthésique pour chaque type d'opération afin de garantir la sécurité et le bon déroulement des interventions.

L'échographie cardiaque permet d'évaluer directement ou indirectement l'état cardiaque, le volume sanguin et la résistance vasculaire périphérique, tout en aidant à clarifier le diagnostic préopératoire, à établir le plan de traitement chirurgical, à identifier les problèmes résiduels après la chirurgie, et joue un rôle important en guidant les réinterventions chirurgicales. Le dernier chapitre de ce livre traite de l'application de l'échographie en anesthésie pour la chirurgie cardiaque, aidant à une meilleure compréhension et apprentissage de ces techniques.

Avec l'augmentation rapide du nombre de chirurgies cardiovasculaires, la gestion anesthésique de ces interventions devient de plus en plus complexe et risquée. L'un des défis majeurs de l'anesthésie pour les chirurgies cardiovasculaires est la gestion circulatoire peropératoire. Maintenir une stabilité hémodynamique pendant les interventions majeures et chez les patients critiques représente un défi important pour les anesthésistes. Nous espérons que ce livre pourra offrir des références et des pistes de réflexion aux professionnels de l'anesthésie concernés, tout en créant un pont entre nos émotions et nos idées, pour que nous puissions continuer à avancer courageusement sur le chemin de la vie.

Nous ne doutons pas que cet ouvrage comporte des imperfections, et nous accueillons avec reconnaissance les suggestions précieuses de nos lecteurs afin de l'améliorer et de maximiser son utilité.

Les auteurs
Septembre 2024

CHAPITRE 1

ANESTHÉSIE POUR PONTAGE AORTE-CORONARIEN (PAC)

La maladie pontage aorto-coronarien fait référence à une maladie cardiaque causée par l'athérosclérose des artères coronaires, qui rétrécit ou obstrue la lumière des vaisseaux sanguins, entraînant une ischémie myocardique, une hypoxie ou une nécrose. Le pontage aorto-coronarien est la méthode chirurgicale la plus couramment utilisée en chirurgie cardiaque pour traiter les maladies coronariennes. Le pontage aorto-coronarien hors pompe (OPCABG) est actuellement la méthode chirurgicale courante. Il permet de mieux maintenir le flux sanguin autonome des artères coronaires pendant l'opération et de compléter la chirurgie vasculaire pendant que le cœur bat. Lésion de reperfusion et évite la perfusion non physiologique et l'arrêt cardiaque de la circulation extracorporelle. Il présente les avantages de moins de traumatismes, de moins de complications postopératoires, de l'absence ou de la réduction des transfusions sanguines et d'une récupération rapide. Cependant, l'opération peropératoire nécessite de déplacer et de fixer le cœur pour exposer les artères coronaires, ce qui peut facilement provoquer une instabilité hémodynamique et poser de grands défis à la gestion de l'anesthésie.

La clé de l'anesthésie pour les patients atteints d'une maladie coronarienne est de maintenir l'équilibre entre l'apport en oxygène du myocarde et la demande en oxygène. En fait, il s'agit de maintenir la stabilité hémodynamique. Un cœur normal absorbe presque la quantité maximale d'oxygène des artères coronaires. Par conséquent, si la demande en oxygène du myocarde augmente, ce n'est qu'en augmentant le flux sanguin coronaire que de l'oxygène supplémentaire peut être absorbé par le sang artériel pour atteindre un équilibre entre l'apport et la demande en oxygène.

Affectant l'équilibre de l'apport et de la demande en oxygène du myocarde :

Réduit d'oxygène	Augmentation de la consommation d'oxygène
Réduire le flux sanguin coronarien : (1) Tachycardie (2) Faible tension artérielle diastolique (3) Augmentation de la charge frontale (4) Hypocapnie (5) Spasme de l'artère coronaire	Augmenter la tension des murs : Augmentation de la charge initiale et postcharge Tachycardie
Libération réduite d'oxygène : anémie	Augmenter la contractilité du myocarde

Des antécédents et des symptômes existants de maladie cardiaque, de l'étendue de la maladie coronarienne, de la fonction ventriculaire gauche, de l'anatomie et de la fonction des valvules cardiaques, de l'électrocardiogramme (ECG) et des maladies comorbides est nécessaire avant la chirurgie. Le pontage aorto-coronarien nécessite la sélection de médicaments induisant l'anesthésie appropriés. Pendant l'opération, il convient de prêter une attention particulière aux modifications de la pression artérielle et de la fréquence cardiaque, ainsi que d'utiliser de manière appropriée les médicaments vasoactifs afin de corriger les fluctuations de la pression artérielle causées par les opérations chirurgicales pour maintenir la stabilité circulatoire. Réduire la dépression myocardique et la consommation d'oxygène du myocarde.

I. Facteurs chirurgicaux

La gestion de l'anesthésie doit être étroitement coordonnée avec le chirurgien. Les opérations chirurgicales doivent être effectuées avec compétence et douceur lors du mouvement du cœur afin de minimiser l'impact sur le cœur. Généralement, une chute de tension artérielle et une arythmie sont susceptibles de se produire lors du premier mouvement du cœur. Vous devez contacter le chirurgien à temps avant et pendant l'opération. L'anesthésiologiste vous informe que si les changements se situent dans une plage inacceptable, le cœur doit être réinitialisé immédiatement et l'opération doit être répétée après stabilisation. Utilisez le support de manière appropriée et raisonnable, et la pression d'adsorption ne doit pas être trop élevée. Dans le même temps, des bouchons de dérivation intra coronaires doivent être utilisés, ce qui est particulièrement important pour le myocarde au bord de l'ischémie, afin d'éviter une dyscontraction myocardique ischémique sur la base d'un faible débit cardiaque (CO), ce qui n'est pas propice à l'achèvement de l'opération. De plus, une bonne utilisation des bouchons de shunt intracoronaire peut permettre de compléter l'anastomose et garantir la qualité de l'anastomose. La position Trendelenburg (tête en bas, pieds en haut) est souvent utilisée pendant la chirurgie, ce qui favorise la séparation de la paroi libre du ventricule droit du septum interventriculaire, augmente la surface de la voie d'éjection du ventricule droit et augmente la quantité de sang veineux retourne au cœur, augmentant ainsi le débit cardiaque (CO) et la pression artérielle moyenne (MAP).

II. Facteurs anesthésiques

(1) D'un trouble de l'apport sanguin myocardique avant la chirurgie, la contractilité du myocarde diminue, l'apport et la consommation d'oxygène sont souvent déséquilibrés et ils sont très sensibles à la chirurgie de pontage aorte-coronarien (OPCABG) Maintien de l'hémodynamique. La stabilité et l'équilibre entre l'apport en oxygène du myocarde et la consommation d'oxygène sont la clé de l'anesthésie. La surveillance par cathéter de l'artère pulmonaire peut non seulement fournir une saturation veineuse mixte en oxygène (SvO_2), qui reflète le métabolisme de l'oxygène du corps, mais également fournir un volume télédiastolique du ventricule droit et d'autres indicateurs qui reflètent la précharge. Immédiatement après l'entrée dans la pièce, pendant l'induction de l'anesthésie et pendant la transplantation de l'artère coronaire, le segment

ST est sujet à des changements importants et doit faire l'objet d'une attention particulière.

(2) Sans établir un nouvel apport sanguin coronaire, l'augmentation de la consommation et de la charge d'oxygène du myocarde doit être minimisée ou évitée. Par conséquent, le liquide ne doit pas être excessif. Reportez-vous à la pression veineuse centrale (CVP), aux indicateurs pulmonaires tels que la pression capillaire (PCWP) et le volume ventriculaire télédiastolique (EDV) sont utilisés pour maintenir un volume sanguin approprié. Vous pouvez également observer le degré de remplissage du cœur sous vision directe et reconstituer le volume sanguin sur la base du principe de vivre selon vos moyens. Au cours des opérations peropératoires, en particulier lors des mouvements du cœur, l'hémodynamique est sujette à des fluctuations et des médicaments vasoactifs tels que la phényléphrine (qui augmentent la tension artérielle sans augmenter la fréquence cardiaque) peuvent être utilisés de manière appropriée pour maintenir la tension artérielle. La position du cœur ne change pas beaucoup lors de l'anastomose de la branche descendante antérieure. Les médicaments vasoactifs et la gestion du volume peuvent être placés dans la même position pour obtenir un équilibre optimal entre l'apport et la demande en oxygène. Lors de l'anastomose de la branche circonflexe ou de la branche marginale obtuse ou lorsque la position du cœur change radicalement, il est recommandé de placer les médicaments vasoactifs dans une position plus préférable et de reconstituer les liquides de manière appropriée en fonction de l'état cardiaque. La principale raison du changement hémodynamique à ce moment-là. est le canal de circulation

sanguine. Les changements structurels et l'augmentation de la charge de travail cardiaque rendent l'application de médicaments vasoactifs plus conforme à la physiopathologie. Utilisation raisonnable de médicaments inotropes pendant l'opération, maintenant l'indice de débit cardiaque (IC) supérieur à 2,0 et la saturation veineuse mixte en oxygène (SvO_2) à 60-75 % tout au long de l'opération. Bonne perfusion tissulaire, protection de la température corporelle et maintien. de bons gaz sanguins, d'un équilibre acido-basique et d'électrolytes normaux.

(3) Pour les cas critiques, il est nécessaire de confirmer auprès des médecins de chirurgie cardiaque et de circulation extracorporelle avant l'induction, et d'être prêt à placer une pompe à ballonnet intra-aortique (IABP), une thoracotomie d'urgence et à établir une circulation extracorporelle. Une fois l'anastomose vasculaire terminée et le cœur revenu à sa position physiologique, une reconstitution hydrique ciblée doit être effectuée en fonction de l'environnement interne pour favoriser la perfection fonctionnelle des vaisseaux sanguins reconstruits.

En bref, la gestion de l'anesthésie hémodynamique pendant la chirurgie de pontage aorte-coronarien (OPCABG) doit être basée sur la compréhension de la physiopathologie de l'ischémie coronarienne, la compréhension du processus chirurgical et une surveillance et une gestion plus complètes de l'anesthésie. Maîtriser les principes de base de la gestion de la circulation peropératoire, mettre à jour les concepts en temps opportun, prêter attention à l'accumulation d'expériences pratiques et prêter attention au traitement individualisé pendant l'anesthésie sont des liens importants pour améliorer la qualité de l'anesthésie pour ces patients. Les liens sont combinés, meilleure est la sécurité pendant l'anesthésie et la qualité de l'anesthésie sera élevée.

CHAPITRE 2

ANESTHÉSIE POUR LA CHIRURGIE CARDIAQUE CONGÉNITALE

Les cardiopathies congénitales (ci-après dénommées cardiopathies congénitales) sont une maladie courante chez les nouveau-nés et les enfants, et leur incidence vient juste derrière les cardiopathies rhumatismales et les maladies coronariennes. La cause exacte de la maladie n'est pas encore claire, mais elle pourrait être liée à un développement embryonnaire anormal, à des facteurs environnementaux ou génétiques. Selon la présence ou l'absence de cyanose, elle est divisée en cardiopathies congénitales cyanotiques et non-cyanotiques. Parmi les cardiopathies congénitales cyanotiques, la communication interventriculaire, la persistance du canal artériel et la communication interauriculaire de type shunt gauche-droite sont les plus courantes, il n'y a pas de shunt intracardiaque.

Les types incluent la sténose de l'artère pulmonaire, la sténose aortique, etc.

I. Visite préopératoire et préparation

(1) Visitez et parlez aux enfants pour éliminer leur peur des étrangers. Pour les patients présentant une maladie grave, le traitement diurétique cardiotonique doit être maintenu jusqu'au jour de l'intervention chirurgicale.

(2) Les antibiotiques sont utilisés avant la chirurgie et la prostaglandine E est utilisée chez les enfants présentant un canal artériel persistant, mais il convient de prêter attention à son effet vasodilatateur.

(3)Le jeûne doit être respecté. Pour les enfants non coopératifs, des médicaments préanesthésiques doivent être administrés pour garantir que les enfants soient calmes et sans pleurs lorsqu'ils entrent dans la salle d'opération. Une infirmière doit observer de près le patient après avoir administré une quantité suffisante de médicaments préopératoires pour éviter que la dépression respiratoire ne soit traitée rapidement et efficacement.

(4) Préparer divers articles, médicaments et équipements spécifiquement destinés aux enfants.

II. Caractéristiques de la prise en charge de l'anesthésie pour différents types de maladies

(1) Communication interventriculaire :

La médication préopératoire dépend de la fonction ventriculaire. Les enfants ayant une fonction ventriculaire normale peuvent recevoir des médicaments sédatifs avant la chirurgie pour les maintenir dans un état de sommeil lorsqu'ils entrent dans la salle d'opération afin d'éviter de pleurer, ce qui peut entraîner une augmentation des sécrétions des voies respiratoires et des dommages à la fonction circulatoire. Pour les enfants souffrant d'hypertension pulmonaire sévère, l'utilisation de médicaments sédatifs doit être réduite ou évitée avant une intervention chirurgicale, car la dépression respiratoire provoquée par les médicaments peut encore augmenter la pression artérielle pulmonaire, entraînant une insuffisance cardiaque droite ou un shunt droite-gauche et aggravant les troubles circulatoires. Les enfants souffrant d'hypertension pulmonaire, d'insuffisance ventriculaire droite et ceux qui nécessitent une incision ventriculaire pour réparation peuvent avoir certaines difficultés lors du sevrage de la circulation extracorporelle et doivent utiliser une combinaison d'inotropes et de vasodilatateurs. Avant de quitter la circulation extracorporelle, il est nécessaire de trouver des moyens de réduire la résistance de la circulation pulmonaire et de maintenir la postcharge ventriculaire droite la plus basse, notamment en maintenant une profondeur d'anesthésie suffisante, une hyperventilation modérée, l'inhalation d'oxygène pur, en évitant l'acidose et en utilisant de la nitroglycérine, de l'oxyde nitrique (NO), Milrinone et autres médicaments qui détendent les vaisseaux sanguins pulmonaires. Après le redémarrage du cœur, un bloc auriculo-ventriculaire survient de temps en temps, généralement lié à un œdème des tissus autour du système de conduction provoqué par des opérations chirurgicales, des emplacements de suture inappropriés et des techniques de suture incorrectes. Le bloc auriculo-ventriculaire transitoire peut être corrigé avec de l'atropine et de l'isoprotérénol, et un stimulateur cardiaque temporaire peut être utilisé si nécessaire.

(2) Communication interauriculaire :

Bien que la communication interauriculaire présente un shunt de gauche à droite, de nombreuses opérations chirurgicales sous anesthésie peuvent provoquer un shunt transitoire de droite à gauche. Par conséquent, les embolies gazeuses doivent être évitées pendant la perfusion pour éviter une embolie de circulation systémique. Après réparation du défaut, le shunt gauche-droite au niveau auriculaire est corrigé et le niveau de pression veineuse centrale est souvent nettement inférieur à celui d'avant la chirurgie. À ce stade, la perfusion ne doit pas être trop rapide pour éviter une surcharge du volume ventriculaire gauche conduisant à une insuffisance cardiaque gauche. Évitez l'injection rapide d'un bolus intraveineux lorsque la protamine est antagoniste, sinon cela pourrait facilement conduire à une hypotension sévère.

(3) Persistance du canal artériel :

La plupart des enfants souffrent d'un retard de croissance ou de maladies pulmonaires. Pendant la période d'induction de l'anesthésie, une élimination adéquate de l'oxygène et de l'azote doit être assurée et la quantité de liquide doit être limitée pour éviter l'hypoxie. Lorsque le cathéter artériel est ligaturé à température ambiante, du nitroprussiate de sodium ou de la nitroglycérine peut être utilisé pour contrôler la réduction de la pression artérielle, et la pression artérielle moyenne (MAP) peut être brièvement contrôlée entre 40 et 50 mmHg. Lors de la mise en œuvre d'une réduction contrôlée de la pression artérielle, il est nécessaire de surveiller de près l'électrocardiogramme

(ECG) et la saturation pulsée en oxygène (SpO_2) pour éviter une ischémie myocardique causée par une pression systémique trop basse ou un shunt de droite à gauche provoquant une hypoxie corporelle.

(4) Coarctation de l'aorte :

Pour les nouveau-nés atteints d'insuffisance cardiaque gauche, la perfusion de prostaglandine E1 peut maintenir le flux sanguin distal et réduire l'acidose. Après l'intubation endotrachéale, hyperventiler, administrer du bicarbonate de sodium pour corriger l'acidose et continuer à administrer des vasodilatateurs. Une surveillance artérielle invasive a été mise en place respectivement au membre supérieur droit et au membre inférieur. Lorsque l'aorte ascendante est bloquée, une hypertension au-dessus du niveau du bloc peut entraîner une augmentation de la pression intracrânienne, et une hypotension en dessous du niveau du bloc peut entraîner une hypoperfusion périphérique, une acidose, une ischémie de la moelle épinière et une ischémie rénale. Avant l'occlusion, des vasodilatateurs tels que le nitroprussiate de sodium doivent être perfusés pour contrôler modérément l'hypertension et maintenir une circulation collatérale plus faible. Lorsque l'aorte ascendante est ouverte, une hypotension est susceptible de survenir en raison de l'ouverture soudaine du lit vasculaire périphérique et de l'entrée de métabolites acides dans la circulation systémique. Par conséquent, les vasodilatateurs doivent être arrêtés avant l'ouverture et des médicaments vasoconstricteurs doivent être ajoutés en fonction de la tension artérielle après ouverture.

III. Précautions postopératoires

(1) Système circulatoire : tout d'abord, il est nécessaire de maintenir un volume sanguin approprié. L'ajout d'une charge volumique sur la base d'un volume sanguin suffisant augmentera rarement le débit cardiaque (CO), mais entraînera des complications telles que l'hépatomégalie et l'ascite. Le maintien du débit cardiaque (CO) chez les enfants, en particulier les nouveau-nés, dépend en grande partie du maintien de la fréquence cardiaque. Par conséquent, une fréquence cardiaque trop lente doit être évitée après une intervention chirurgicale. La réduction de la postcharge est très importante pour les enfants. Les médicaments couramment utilisés à base de nitroprussiate de sodium, de nitroglycérine et de prostaglandine peuvent réduire la postcharge et augmenter le débit cardiaque (CO).

(2) Système respiratoire : Tout d'abord, assurez-vous que l'intubation endotrachéale est correctement positionnée et fermement fixée pour éviter la distorsion du tube, le blocage des crachats, l'intubation bronchique ou le prolapsus du tube. Deuxièmement, une ventilation adéquate doit être assurée pour éviter que l'hypoxémie ne provoque une ischémie et une hypoxie dans les organes du corps.

(3) Rein : bien que l'hémodynamique postopératoire soit satisfaisante, le débit urinaire diminue généralement à environ 0,5 ml/ (kg·h) au cours des 12 premières heures suivant la chirurgie en raison de l'augmentation de l'hormone antidiurétique et de l'aldostérone et d'une mauvaise réponse aux diurétiques. Par conséquent, des cathéters urinaires à demeure doivent être utilisés pour surveiller le débit urinaire chez les enfants après un pontage cardiopulmonaire ou une chirurgie sans pompe à long terme.

La chose la plus importante à traiter en cas d'oligurie postopératoire précoce est de maintenir des indicateurs hémodynamiques satisfaisants et de maintenir un débit cardiaque (CO) suffisant pour assurer la perfusion rénale lorsque les indicateurs hémodynamiques sont stables et que le volume est suffisant. Dans ce cas, des diurétiques peuvent être utilisés si l'enfant souffre toujours d'oligurie.

(4) Analgésie et sédation : pendant la ventilation mécanique, la sédation et l'analgésie sont très importantes pour réduire la confrontation homme-machine, empêcher l'intubation endotrachéale ou d'autres tubes de prolapsus et réduire la réaction vasculaire pulmonaire et l'hypertension pulmonaire. Des relaxants musculaires peuvent être ajoutés si nécessaire. L'analgésie et la sédation post extubation nécessitent des soins pour éviter une dépression respiratoire.

(5) La prise en charge postopératoire des enfants atteints d'une cardiopathie congénitale implique également la gestion de l'équilibre acido-basique, de la glycémie et des électrolytes, ainsi que le traitement de la fièvre et des convulsions postopératoires.

CHAPITRE 3

ANESTHÉSIE POUR LA CHIRURGIE VALVULAIRE CARDIAQUE

La cardiopathie valvulaire fait référence à des anomalies structurelles ou fonctionnelles de la valvule dues à une dégénérescence inflammatoire, congénitale, sénile, une nécrose ischémique ou un traumatisme, entraînant une sténose et/ou une insuffisance valvulaire. Une dilatation importante des ventricules ou des racines artérielles peut également provoquer une régurgitation relative des valvules correspondantes. À l'heure actuelle, la valvulopathie rhumatismale est la valvulopathie cardiaque la plus courante en Chine. La physiopathologie de la valvulopathie cardiaque a en commun que le volume ou la pression de la chambre cardiaque augmente et que le débit cardiaque effectif (CO) du cœur diminue. La maîtrise des caractéristiques des valvulopathies cardiaques et des principes de gestion de l'anesthésie est l'une des compétences de base des anesthésiologistes cardiovasculaires.

I. Les essentiels de l'anesthésie

Les patients atteints d'une valvulopathie présentent généralement des modifications hémodynamiques importantes et une altération de la fonction cardiaque. L'anesthésie doit être induite lentement et soigneusement, et une surveillance invasive de l'artère radiale doit être établie sous anesthésie locale. La sélection des médicaments d'induction doit être basée sur le principe qu'ils n'inhiberont pas excessivement la circulation ni n'aggraveront les troubles hémodynamiques, et la posologie doit être augmentée lentement en fonction des conditions hémodynamiques lors de l'administration. Des anesthésiques intraveineux doivent être ajoutés rapidement avant, pendant et après la circulation extracorporelle pour éviter que l'anesthésie ne soit trop superficielle et ne provoque une conscience peropératoire.

II. Caractéristiques de la prise en charge de l'anesthésie pour différents types de maladies

（1）Chirurgie de la sténose de la valvule mitrale :

Points clés de la gestion de l'anesthésie avant circulation extracorporelle : ①Gestion du volume : D'une part, il est nécessaire de maintenir un volume sanguin suffisant et d'assurer une précharge ventriculaire gauche suffisante, d'autre part, le volume et la vitesse d'entrée doivent être strictement contrôlés pour éviter l'oreillette gauche ; la pression continue d'augmenter et conduit à une maladie pulmonaire aiguë. ② Gestion de la fréquence cardiaque : prévenir la tachycardie, sinon la période diastolique sera raccourcie et le remplissage du ventricule gauche sera encore réduit, ce qui peut entraîner une diminution significative du débit cardiaque (CO) ; en même temps, la bradycardie doit également être évitée, car les patients avec une sténose mitrale sévère S'appuyant principalement sur une augmentation appropriée de la fréquence cardiaque pour compenser la diminution du volume systolique, en cas de bradycardie, la pression artérielle chutera considérablement. ③ Évitez une augmentation supplémentaire de la pression de circulation pulmonaire : les patients atteints de sténose mitrale souffrent généralement d'hypertension pulmonaire, et des facteurs tels que l'hypoxémie, l'acidose ou l'hypercapnie peuvent provoquer une vasoconstriction pulmonaire sévère, aggravant encore l'hypertension pulmonaire, conduisant à une insuffisance cardiaque droite non entièrement fonctionnelle. ④ À moins que la tension artérielle ne chute de manière significative, les inotropes ne sont généralement pas utilisés, sinon ils seront nocifs, parfois afin d'assurer la pression diastolique aortique et de maintenir le flux sanguin coronaire, des vasopresseurs peuvent être utilisés en quantités appropriées ;

Points clés de la prise en charge de l'anesthésie après circulation extracorporelle : ① Après le remplacement valvulaire artificiel, la différence de pression transvalvulaire de la valvule mitrale est réduite et le remplissage du ventricule gauche est amélioré. Cependant, en raison de la réduction à long terme de la capacité du ventricule gauche, les patients graves présentent même une apraxie. Ou encore, la bradycardie peut provoquer une hyperfiltration ventriculaire, provoquant une insuffisance cardiaque gauche. ② Dans le but de maintenir un débit cardiaque (CO) suffisant, essayez de réduire la pression télédiastolique du ventricule gauche, utilisez des médicaments cardiotoniques de manière appropriée pour améliorer la contractilité du myocarde, maintenir une fréquence cardiaque appropriée et réduire la taille du ventricule gauche et la tension de la paroi ventriculaire. ③ Certains patients atteints de fibrillation auriculaire chronique sont convertis au rythme sinusal après un pontage cardio-pulmonaire, et des médicaments antiarythmiques tels que l'amiodarone doivent être administrés pour maintenir le rythme sinusal.

(2) Chirurgie de régurgitation de la valvule mitrale :

① Une précharge ventriculaire gauche appropriée est très importante pour garantir un débit cardiaque direct (CO) suffisant, mais une surcharge volumique peut augmenter la pression auriculaire gauche, entraînant une insuffisance cardiaque et un œdème pulmonaire. ② La fréquence cardiaque doit être maintenue à un niveau normal ou même plus rapide ; sinon, cela entraînera facilement une augmentation de la charge volumique du ventricule gauche, une augmentation de la fraction de reflux et une diminution du débit cardiaque direct (CO). ③ La réduction de la postcharge ventriculaire gauche aidera à réduire la fraction de reflux, donc peropératoire Pour prévenir l'hypertension, les vasodilatateurs peuvent être utilisé pour réduire la résistance périphérique si nécessaire. ④ Des inotropes peuvent être nécessaires pour soutenir la fonction ventriculaire gauche.

(3) Chirurgie de la sténose valvulaire aortique :

Points clés de la gestion de l'anesthésie avant la circulation extracorporelle : ① Gestion du volume : le débit cardiaque (CO) du ventricule gauche dépend fortement de la précharge ventriculaire gauche. Une précharge ventriculaire gauche appropriée est très importante pour maintenir un volume systolique normal, la nitroglycérine peut provoquer une chute soudaine de la quantité de sang renvoyée au cœur, provoquant une chute soudaine du débit cardiaque (CO), et le patient souffrira d'une ischémie myocardique sévère ou d'une ischémie cérébrale. Cependant, une surcharge volémique peut entraîner une augmentation supplémentaire du volume gauche ; Le volume et la pression ventriculaires télédiastoliques, conduisant à une insuffisance cardiaque, doivent également être évités. ② Gestion de la fréquence cardiaque : il est préférable de la maintenir entre 70 et 80 battements/min. Les patients ayant une fréquence cardiaque trop rapide ou trop lente ne peuvent pas bien la tolérer. Mais relativement parlant, une fréquence cardiaque plus lente (50-60 battements/min) vaut mieux qu'une fréquence cardiaque plus rapide (plus de 90 battements/min). Car lorsque la valvule aortique est sténosée, la fraction d'éjection ventriculaire gauche est très dépendante de la durée de la systole. Lorsque la fréquence cardiaque est trop rapide, le temps d'éjection ventriculaire gauche est insuffisant, entraînant une diminution significative du débit cardiaque (CO); tachycardie supraventriculaire Elle peut entraîner une perte de contraction auriculaire efficace, un remplissage ventriculaire gauche limité et peut également entraîner une forte détérioration de l'état pour les personnes présentant une dégénérescence auriculaire ou une perte du rythme sinusal, un stimulateur cardiaque séquentiel auriculaire-ventriculaire doit être installé. ③ Résistance à la circulation systémique : la majeure partie de la postcharge de l'éjection ventriculaire gauche provient de la valvule sténosée, elle est donc fondamentalement fixe. La diminution de la pression de circulation systémique a peu d'effet sur la réduction de la postcharge ventriculaire gauche. Cependant, la perfusion coronaire dépend beaucoup de la pression diastolique systémique. De plus, les patients présentant une sténose aortique présentent une hypertrophie ventriculaire gauche et une pression télédiastolique élevée, ce qui peut facilement conduire à une ischémie sous-endocardique. Pendant l'induction de l'anesthésie, les agonistes des récepteurs α tels que la phényléphrine doivent être préparés à corriger activement l'hypotension afin de maintenir la perfusion myocardique.

Points clés de la protection myocardique pendant la circulation extracorporelle et de la gestion des battements cardiaques revient normal : ① Pour les patients présentant une hypertrophie myocardique, la protection myocardique pendant la circulation extracorporelle est très importante. Il est nécessaire d'assurer une perfusion efficace de la cardioplégie lors du blocage de l'aorte ascendante. La perfusion peut être utilisée, c'est une méthode qui combine l'irrigation inverse. ② Une fibrillation ventriculaire intraitable est susceptible de se produire lorsque le cœur recommence à battre. Par conséquent, un réchauffement complet, un échappement adéquat, le maintien de l'équilibre acido-basique et de la pression de perfusion coronaire sont nécessaires avant la reprise des antiarythmies telles que la lidocaïne et l'amiodarone doit être utilisé si nécessaire.

(4) Chirurgie de régurgitation valvulaire aortique :

① Assurer une précharge ventriculaire gauche adéquate. Le débit cardiaque ventriculaire gauche (CO) chez les patients présentant une régurgitation aortique massive dépend de la précharge ventriculaire gauche, c'est pourquoi les médicaments vénodilatateurs doivent être évités avant le remplacement valvulaire. ② Pour les patients souffrant d'insuffisance valvulaire aortique, le maintien d'une fréquence cardiaque plus rapide peut aider à augmenter le débit cardiaque direct (CO). Lorsque la fréquence cardiaque augmente, le flux sanguin sous-endocardique peut être amélioré car la fraction régurgitant diminue et le volume télédiastolique du ventricule gauche et la pression télédiastolique diminuent. ③ La réduction de la résistance systémique à la circulation aide à réduire le volume de reflux et à améliorer l'apport sanguin sous-endocardique. ④ Pour les patients présentant une dilatation ventriculaire gauche évidente ou même un dysfonctionnement systolique, des agonistes des récepteurs bêta doivent être administrés pour améliorer la contractilité du myocarde. La pompe à ballonnet intra-aortique (IABP) est contre-indiquée avant le remplacement valvulaire.

III. Maladie de deux valvules ou plus, appelée maladie valvulaire combinée

Les causes courantes incluent le rhumatisme articulaire aigu ou l'endocardite infectieuse, les lésions commençant souvent dans une valvule et affectant ensuite d'autres valvules. Par exemple, dans la sténose mitrale rhumatismale, lorsque l'artère pulmonaire est considérablement dilatée en raison d'une hypertension pulmonaire, une insuffisance valvulaire pulmonaire relative peut également survenir. À l'heure actuelle, il n'y a pas de maladie organique dans la valve pulmonaire ou la valve tricuspide elle-même, mais seulement des changements dans la fonction et l'hémodynamique. L'anesthésie pour une valvulopathie combinée est plus compliquée que l'anesthésie pour une valvule unique avec une seule maladie. La valvule présentant la maladie la plus grave doit être traitée, tandis que l'autre valvule doit également être prise en considération. La sténose valvulaire est plus dangereuse que l'insuffisance valvulaire et la maladie valvulaire aortique est plus grave que la maladie valvulaire mitrale.

CHAPITRE 4

ANESTHÉSIE POUR LA CHIRURGIE VASCULAIRE MAJEURE

La chirurgie vasculaire majeure comprend la chirurgie des maladies vasculaires telles que l'aorte, l'artère carotide et l'artère rénale. Parmi elles, la chirurgie de l'anévrisme aortique et la chirurgie de dissection aortique nécessitent une anesthésie plus élevée et sont plus difficiles.

I. Anesthésie pour la chirurgie de l'anévrisme de l'aorte

(1) Évaluation préanesthésique : la plupart des patients subissant une intervention chirurgicale pour un anévrisme de l'aorte sont des personnes âgées. La plupart d'entre eux sont compliqués par l'artériosclérose, l'hypertension, ainsi que par des maladies cardiaques, pulmonaires, rénales,

endocriniennes et autres, ils doivent donc être pleinement compris et évalués. Il convient de noter que la proportion de ces patients atteints de maladie coronarienne est très élevée et qu'elle constitue souvent la principale cause de décès provoqués par une intervention chirurgicale. Une attention suffisante doit y être accordée, en particulier les patients atteints d'une maladie coronarienne qui ne présentent aucun symptôme évident ou dont les symptômes ne sont pas graves ne doivent pas être ignorés pour éviter des conséquences néfastes.

(2) Modifications hémodynamiques pendant la chirurgie : ① L'aorte doit souvent être bloquée pendant la chirurgie. Plus le site de blocage proximal est proche du cœur, plus les modifications hémodynamiques après le blocage seront importantes. En bref, une augmentation soudaine du flux sanguin à proximité du site d'occlusion entraîne une augmentation de la résistance vasculaire périphérique, une augmentation de la postcharge ventriculaire gauche, une diminution du débit cardiaque et du volume systolique et une augmentation du volume diastolique terminal du ventricule gauche (LVEDV), la pression diastolique ventriculaire gauche (LVEDP) augmente. ② Le flux sanguin à l'extrémité distale du site de blocage diminue fortement et la quantité de sang renvoyée au cœur par les veines diminue. Il est difficile pour les personnes ayant une faible réserve cardiaque de tolérer ou de s'adapter à des changements aussi drastiques. Des mesures efficaces doivent donc être prises avant l'interruption, comme l'utilisation de nitroprussiate de sodium et d'autres médicaments pour réduire la tension artérielle à un niveau approprié. ③ Après l'ouverture du

clamp aortique, le flux sanguin est rétabli, la résistance vasculaire périphérique est réduite et la postcharge ventriculaire gauche est réduite. Le site ischémique d'origine subit une congestion réactive due à divers facteurs, le retour du sang veineux vers le cœur est réduit et le débit cardiaque (CO) diminue et la pression artérielle diminue. Par conséquent, la charge volumique doit être augmentée avant d'ouvrir la pince d'occlusion, le volume sanguin doit être reconstitué rapidement et des médicaments vasoactifs doivent être appliqués de manière appropriée si nécessaire.

(3) Points clés du traitement anesthésique : ① Lors du choix d'une méthode d'anesthésie, la difficulté de l'opération et la limite de la capacité du tissu à tolérer l'ischémie doivent être prises en compte, et des efforts doivent être faits pour atteindre la perfusion sanguine requise pour les organes et les tissus. En dehors de la zone exsangue de l'opération après avoir bloqué la circulation. ② L'aspect surveillance est fondamentalement le même que lors d'une intervention chirurgicale pour les patients atteints de maladies cardiaques et devrait inclure la surveillance du débit urinaire et des gaz du sang. Il est préférable de surveiller l'électroencéphalogramme pour ceux qui ont bloqué la circulation cérébrale pendant une longue période. ③ En plus de prêter attention aux changements hémodynamiques, une attention particulière doit être accordée à la reconstitution et à l'ajustement du volume sanguin, ainsi qu'à assurer un canal de transfusion sanguine fluide et rapide. Le saignement est la complication la plus importante et la plus grave de l'intervention chirurgicale. ④ Il convient de veiller à protéger la fonction rénale et à maintenir un débit urinaire approprié pendant

l'opération. Les diurétiques, les vasodilatateurs rénaux, etc. peuvent être débutés avant de bloquer l'aorte.

II. Anesthésie pour chirurgie de dissection aortique

(1) Évaluation préopératoire : ① Clarifier l'étendue de l'implication de la dissection et son impact sur la fonction circulatoire, notamment si la lésion concerne la valvule aortique ou les artères coronaires. La plupart des patients ont des antécédents d'hypertension et le stress préopératoire peut encore augmenter la tension artérielle. Pour les patients présentant une régurgitation aortique, l'hypertension augmente non seulement la régurgitation aortique et aggrave l'insuffisance cardiaque gauche, mais augmente également le risque de dissection. Une réduction de la pression artérielle strictement contrôlée est nécessaire pendant la période périopératoire. ② Pour les patients présentant une dissection aortique qui sont âgés, souffrent d'hypertension artérielle, de diabète, d'athérosclérose et ont des antécédents d'accident vasculaire cérébral ou d'accident ischémique transitoire (AIT), un examen neurologique préopératoire doit être effectué pour faciliter l'opération après comparaison. ③ La quantité de liquide périopératoire doit être ajustée en fonction des modifications de la fonction hépatique et rénale avant la chirurgie, et des médicaments anesthésiques appropriés doivent être sélectionnés pour éviter d'aggraver les lésions hépatiques et rénales. Faites attention à l'étendue de la dissection impliquant les artères rénales.

(2) Préparation et surveillance avant l'anesthésie : ① L'échographie préopératoire peut être utilisée pour

déterminer le degré de régurgitation valvulaire aortique et si un remplacement valvulaire est nécessaire. Examinez attentivement le sinus aortique et les ouvertures des artères coronaires gauche et droite, combiné à l'évaluation du mouvement de la paroi ventriculaire et de la fonction ventriculaire, pour déterminer s'il existe une atteinte de l'artère coronaire conduisant à une ischémie myocardique et s'il s'agit d'une transplantation in situ d'artère coronaire ou d'une greffe coronarienne. L'échocardiographie transœsophagienne (ETO) peropératoire permet de surveiller avec précision et efficacité la fonction cardiaque et le volume ventriculaire. ② La saturation régionale cérébrale en oxygène ($rScO_2$) peut être utilisée pour surveiller et diagnostiquer rapidement l'ischémie cérébrale et l'hypoxie. La méthode est simple et sensible et n'est pas affectée par l'hypoxémie, l'hypocapnie, l'hypothermie, l'hypotension, les effets de la contraction des vaisseaux sanguins artériels. Un flux sanguin non pulsatile, voire un arrêt circulatoire, peuvent constituer une référence pour la protection du cerveau lors d'une dissection aortique. ③ Pour les patients extrêmement sévères, il est recommandé d'inhaler de l'oxygène sur le véhicule de transfert, de surveiller l'électrocardiogramme (ECG) et la saturation pulsée en oxygène (SpO_2), d'établir un accès veineux périphérique aux membres supérieurs et une surveillance invasive de la pression artérielle, et de veiller à le faire à en même temps, surveillez la pression artérielle des membres supérieurs et inférieurs.

(3) Induction de l'anesthésie : Le principe général de l'induction de l'anesthésie est de maintenir un état hémodynamique stable. Évitez l'hypertension artérielle et

l'hypotension. L'hypertension peut entraîner une rupture de la tumeur, tandis que l'hypotension peut entraîner une ischémie myocardique. Maintenir la tension artérielle entre 100 et 120 mmHg.

(4) Entretien de l'anesthésie : ① Le pontage cardio-pulmonaire (CPB) est souvent utilisé en conjonction avec l'hypothermie systémique. Le niveau d'hypothermie approprié doit être sélectionné en fonction de la difficulté de l'intervention chirurgicale. Généralement, des températures moyennes et basses d'environ 28°C sont utilisées. Si le pontage cardio-pulmonaire (CPB) doit être temporairement arrêté pendant l'opération, un arrêt circulatoire hypothermique profond est nécessaire. ② Le dosage des médicaments anesthésiques peut être réduit lorsque la température est modérée à basse, et le dosage des médicaments anesthésiques peut être arrêté lorsque la température est profonde. Il est conseillé d'approfondir l'anesthésie avant une forte stimulation chirurgicale telle qu'une incision cutanée et une sciage du sternum. ③ Assurer un volume de perfusion suffisant, une pression de perfusion appropriée, une dilution sanguine raisonnable et un environnement interne stable. ④ Le réchauffement doit être lent pour réduire la différence de température entre le centre et la périphérie, l'anesthésie doit être approfondie de manière appropriée pour empêcher le patient de se réveiller et le déséquilibre de l'environnement interne doit être davantage surveillé et corrigé. ⑤ Après un arrêt circulatoire, si la saturation cérébrale unilatérale (à gauche) en oxygène ($rScO_2$) du patient est considérablement réduite, ajustez d'abord le débit de perfusion cérébrale, la pression et la concentration en oxygène, puis ajustez la saturation

cérébrale en oxygène (Saturation régionale cérébrale en oxygène, $rScO_2$) après 5 minutes. Si la saturation en oxygène, $rScO_2$) ne peut toujours pas être améliorée, l'artère carotide commune gauche peut être rapidement intubée et la technique à double tube à pompe unique peut être utilisée pour effectuer une perfusion cérébrale antérograde bilatérale. ⑥Ajustez la position du corps avant que le cœur ne batte à nouveau et coopérez avec un échappement adéquat. Si le cœur ne redémarre pas automatiquement, une défibrillation intracardiaque de 20J (Joules) est nécessaire. Dans les cas où l'hypertrophie myocardique est difficile à réanimer, l'esmolol peut être administré par voie intraveineuse à raison de 1 à 2 mg/kg être répété. ⑦ Maintenez la pression de perfusion après la mise hors ligne pour assurer la perfusion des organes et des tissus, faites attention aux changements dans les taux de lactate dans le sang et maintenez la température centrale au moins à 36 °C. Lorsque la protamine neutralise l'héparine, perfusez lentement et surveillez attentivement les réactions allergiques.

III. Transport et remise après l'intervention chirurgicale

Une fois que la respiration et la circulation du patient sont stables et que le volume de drainage thoracique ou rétrosternal ne présente aucun saignement actif évident, le patient sera transféré à l'unité de soins intensifs (USI) avec le chirurgien. Maintenir le patient dans un bon état de sédation, de relaxation musculaire et de stabilité hémodynamique avant le transport. Pendant le transport, l'électrocardiogramme (ECG), la saturation en oxygène du pouls (SpO_2) et la pression artérielle invasive doivent être surveillés en permanence ; une attention particulière doit être accordée lors du déplacement des patients et de la remise des lignes de perfusion pour éviter les changements de position du corps ou des vaisseaux sanguins. Pomper les gens de manière anormale, provoquant des fluctuations de la pression artérielle. L'anesthésiologiste doit confier le quart de travail en détail au personnel médical de l'unité de soins intensifs (USI), y compris le processus opératoire, la transfusion sanguine peropératoire et le volume de réapprovisionnement en liquide, les médicaments cardiovasculaires spéciaux, etc. Un suivi postopératoire a été réalisé pendant 72 heures, axé sur les complications liées à l'anesthésie.

CHAPITRE 5

ANESTHÉSIE POUR LA CHIRURGIE CARDIAQUE ENDOSCOPIQUE MINI-INVASIVE

Avec la pratique continue de la récupération améliorée après chirurgie (ERAS), de plus en plus de spécialités chirurgicales rendent les opérations peu invasives pour favoriser une récupération rapide des patients. La chirurgie cardiaque prend beaucoup de temps et est difficile à opérer. Cependant, avec l'approfondissement continu du concept de récupération améliorée après chirurgie (ERAS), certaines opérations sont également devenues peu invasives. La prise en charge de l'anesthésie en chirurgie cardiaque laparoscopique mini-invasive présente également ses propres particularités.

I. Évaluation préopératoire

(1) Le chirurgien contrôle si les indications d'une chirurgie cardiaque mini-invasive peuvent être réalisées, et l'anesthésiste doit également faire une bonne évaluation et rappeler au chirurgien du point de vue de l'anesthésie.

(2) L'évaluation préanesthésique nécessite des antécédents médicaux et des examens de laboratoire, axés sur l'évaluation de la fonction cardiaque, de la fonction pulmonaire, des vaisseaux sanguins et de l'œsophage du patient. Une mauvaise fonction cardiaque est une contre-indication à la chirurgie cardiaque mini-invasive.

(3) Les patients présentant une fonction pulmonaire médiocre doivent subir une évaluation détaillée de la fonction pulmonaire (radiographie pulmonaire, fonction pulmonaire, analyse des gaz du sang, etc.), ce qui affectera l'oxygénation lors de la ventilation d'un seul poumon pendant l'intervention chirurgicale.

(4) Le mauvais état de la veine jugulaire interne, de l'artère fémorale et de la veine fémorale affecte l'établissement de la circulation extracorporelle ; si vous souffrez d'une maladie œsophagienne, cela peut affecter l'utilisation de l'échocardiographie transœsophagienne (ETO) peropératoire, limitant l'orientation et l'évaluation chirurgicales.

II. Préparation préopératoire

(1)Position chirurgicale : Lors de l'abord thoracique droit, le patient est en décubitus dorsal avec le côté droit légèrement surélevé d'environ 20° à 30°, le membre supérieur droit est relevé et la main est fixée sur le côté de la tête. Le haut du bras doit être protégé avec un coussinet souple pour éviter une extension excessive et des dommages au nerf ; ou Placer le membre supérieur droit à côté de la ligne axillaire postérieure droite, tout en le protégeant pour éviter des dommages au nerf.

(2) Accès veineux du membre supérieur gauche, mesure de la pression de l'artère radiale gauche, cathétérisme de la veine jugulaire interne, intubation par sonde endotrachéale à double lumière et placement de la sonde d'échocardiographie transœsophagienne (ETO).

(3) Lors de l'insertion du tube de drainage de la veine cave supérieure de la veine jugulaire interne droite, le point de ponction doit être aussi bas que possible et plus proche de la clavicule pour un meilleur placement du tube de drainage. L'intervention est réalisée sous guidage échographique.

III. La prise en charge peropératoire

(1) Sélection des médicaments anesthésiques : L'utilisation rationnelle des opioïdes périopératoires joue un rôle important pour éviter de fortes réactions de stress et maintenir une hémodynamique stable, ce qui est particulièrement important en chirurgie cardiaque.

(2) Échocardiographie transœsophagienne (ETO) : elle peut être utilisée pour évaluer la fonction cardiaque et les lésions cardiaques avant la chirurgie, guider l'intubation artérioveineuse et ouvrir l'aorte ascendante pour l'échappement pendant la chirurgie, et évaluer la fonction cardiaque et les maladies cardiaques après la chirurgie. Réparer les dommages, guider la gestion du volume et application de médicaments vasoactifs.

(3) Gestion de la circulation : ① Ajuster la précharge et la postcharge cardiaque : les patients atteints d'une maladie cardiaque sont très sensibles à la précharge et à la postcharge du cœur. Les modifications de la précharge et de la postcharge entraîneront des changements dans la pression artérielle et peut entraîner des changements dans la fréquence cardiaque. Par conséquent, ajuster la précharge et la postcharge du patient à un niveau approprié aidera au contrôle de la fréquence cardiaque. ② Maintenez une profondeur d'anesthésie compatible avec la stimulation chirurgicale et ajustez la profondeur de l'anesthésie en temps opportun en fonction de l'intensité de la stimulation chirurgicale pour éviter les réflexes neuronaux nocifs et l'augmentation de la fréquence cardiaque causées par une anesthésie trop superficielle ou une hypotension grave et un arrêt cardiaque causés par anesthésie trop profonde, attendez. ③L'utilisation appropriée de médicaments vasoactifs pour ajuster la fréquence cardiaque et contrôler la pression artérielle. L'hypertension artérielle entraînera une augmentation des saignements et une hypotension artérielle floue affectera la perfusion sanguine des organes importants.

(4) Prise en charge respiratoire : la principale différence dans la prise en charge de l'anesthésie entre la chirurgie cardiaque mini-invasive et la chirurgie cardiaque traditionnelle est la prise en charge respiratoire. L'anesthésie et la gestion respiratoire pendant la chirurgie cardiaque thoracoscopie se concentrent sur l'utilisation d'un faible volume courant et d'une ventilation à fréquence respiratoire rapide pour contrôler la respiration afin de maximiser le champ de vision chirurgical thoracique droit.

Effectuez une ventilation manuelle ou même interrompez la respiration pendant quelques secondes pendant les étapes opératoires clés pour garantir la réussite de l'opération. Après la fin de la circulation extracorporelle, continuez à utiliser un petit volume courant, une ventilation à pression positive intermittente à haute fréquence et ajoutez régulièrement une extrémité positive. La pression expiratoire (PEP) 2 ~ 5 cmH_2O pour réduire l'exsudation pulmonaire et prévenir l'atélectasie. Après l'hémostase, passer à une ventilation conventionnelle à pression positive intermittente. Pendant l'opération, une compression et une traction inutiles des poumons doivent être évitées et les crachats doivent être aspirés nécessaire.

IV. Prise en charge postopératoire

(1) Une fois le tube de drainage de la veine cave supérieure retiré, il est préférable d'utiliser un sac de glace pour appliquer une légère pression après la suture et l'attachement afin d'arrêter le saignement.

(2) Un bloc du plan antérieur Serratus ou un bloc du nerf paravertébral thoracique peut être utilisé pour l'analgésie postopératoire.

(3) Avant de fermer la poitrine, le tissu pulmonaire du côté effondré doit être complètement élargi pour éviter une atélectasie postopératoire et des complications pulmonaires.

(4) La sonde endotrachéale doit être retirée dès que possible après l'opération et la circulation est stable.

CHAPITRE 6

ANESTHÉSIE POUR LA CHIRURGIE DES TUMEURS CARDIAQUES

Les tumeurs cardiaques primitives sont rares, les tumeurs bénignes représentant environ 75 %, dont 50 % sont des myxomes. Le taux de survie après résection est supérieur à 90 %. Les manifestations cliniques des patients sont complexes et diverses, principalement en fonction de la localisation, de la taille, de la longueur et de l'activité de la tumeur. La principale caractéristique est que le souffle cardiaque évolue avec la position du corps et l'échocardiographie peut confirmer le diagnostic. Pour les patients présentant des tumeurs volumineuses et des pédicules longs et mobiles, les changements de position du corps peuvent provoquer une obstruction du flux sanguin dans l'orifice de la valvule, entraînant des changements drastiques dans l'hémodynamique et même des conditions potentiellement mortelles. Le traitement par anesthésie est donc unique.

I. Besoin de connaître l'état en détail avant la chirurgie

Comprendre la relation entre la position du patient et les symptômes, et la position habituelle. Il n'est pas conseillé de changer brusquement de position lors du transport ou du déplacement du patient. Essayez d'éviter que des myxomes avec de grosses tumeurs et de longs pédicules ne s'incrustent dans le canal auriculo-ventriculaire aux changements de position, provoquant un changement hémodynamique sévère, une mort subite se produit.

II. Induction et entretien de l'anesthésie

L'induction doit être stable et des anesthésiques ayant de forts effets analgésiques et peu d'impact sur la fonction cardiopulmonaire doivent être sélectionnés pour éviter l'apparition d'apnée, d'étouffement et de fasciculations. Une injection intraveineuse lente et intermittente est utilisée pour induire l'anesthésie. Pendant l'induction de l'anesthésie, la pression artérielle et la fréquence cardiaque doivent être stabilisées pour éviter des fluctuations importantes. Chez les patients atteints de myxome cardiaque sévère, la congestion du système veineux pulmonaire provoque une hypertension circulatoire pulmonaire, qui à son tour entraîne une augmentation de la pression veineuse centrale (CVP). Les anesthésiques intraveineux tardent à faire effet. Des injections multiples à faible dose peuvent éviter des troubles circulatoires. Lors de la mise du patient en position chirurgicale après l'induction de l'anesthésie, les mouvements doivent être légers et réguliers. La table d'opération peut être inclinée vers la droite et la tête haute et les pieds bas. Pendant l'induction de l'anesthésie, le chirurgien doit se rendre en salle d'opération et l'appareil de circulation extracorporelle doit être prêt à préparer l'établissement d'urgence de la circulation extracorporelle en cas d'obstruction grave du flux sanguin. Si la tension artérielle chute brusquement et que la fréquence cardiaque ralentit soudainement, la possibilité que la tumeur bloque les ouvertures de l'oreillette et des valvules ventriculaires doit être envisagée. Le patient doit être immédiatement placé sur le côté droit et frapper fort le dos gauche pour aider à soulager le problème. Si elle est inefficace, un cycle de chirurgie extracorporelle doit être rapidement mis en place. Avant un pontage cardio-pulmonaire (CPB), l'aggravation de la charge cardiaque droite doit être évitée. Lorsque la pression artérielle est normale, la pression veineuse centrale (CVP) peut être maintenue à la limite inférieure de la normale et la fréquence cardiaque peut être maintenue au niveau préopératoire. Le sufentanil présente les avantages d'un fort effet analgésique, d'un léger impact sur la fonction du système cardiovasculaire, d'un contrôle facile de la profondeur de l'anesthésie et de l'absence de libération d'histamine. Il peut bien supprimer les fluctuations hémodynamiques causées par l'intubation trachéale et les opérations chirurgicales, et maintenir le système circulatoire stabilisé et. Le mécanisme peut être lié à la réduction de la résistance vasculaire systémique et à l'inhibition de la sensibilité des barorécepteurs, réduisant ainsi l'impact sur le système cardiovasculaire pendant l'anesthésie générale.

III. Maintien de la fonction circulatoire après un pontage cardio-pulmonaire (CPB)

La résection du myxome auriculaire nécessite parfois la résection d'une partie du septum inter-auriculaire, ce qui peut provoquer un bloc auriculo-ventriculaire ou une arythmie sévère. Faites attention aux modifications du rythme cardiaque après un nouveau battement. Les patients présentant une mauvaise fonction cardiaque préopératoire peuvent choisir des médicaments inotropes appropriés après l'arrêt du pontage cardio-pulmonaire (CPB) ; les patients ayant une bonne fonction cardiaque doivent approfondir de manière appropriée l'anesthésie ou recevoir des médicaments vasodilatateurs pour réduire la postcharge.

En résumé, l'induction de l'anesthésie chez les patients atteints de myxome cardiaque doit être fluide, faire attention à l'influence de la position du corps, réduire la charge sur le ventricule droit et maintenir la fréquence cardiaque inchangée ou lente pour stabiliser l'hémodynamique, assurant ainsi la sécurité périopératoire du patient.

CHAPITRE 7

ANESTHÉSIE POUR LA CHIRURGIE DE TRANSPLANTATION CARDIAQUE

L'acquisition de donneurs pour la transplantation cardiaque, les techniques chirurgicales et la gestion péri-anesthésique des receveurs sont toutes cruciales. Outre le cœur en phase terminale lui-même, les anesthésiologistes doivent également faire face à des dommages irréversibles sur plusieurs organes tels que les poumons, le foie et le foie reins. Les anesthésiologistes sont confrontés à de graves problèmes en raison de dommages récurrents.

I. Évaluation et préparation préanesthésique

Lors de la visite préanesthésique pour une transplantation cardiaque, en plus de recueillir des antécédents médicaux détaillés comme d'habitude, vous devez également vous concentrer sur la compréhension des éléments suivants : le type, l'évolution et le traitement de la maladie cardiaque ; médicaments depuis longtemps ; si vous avez reçu des glucocorticoïdes ou un autre traitement immunosuppresseur ; si un stimulateur cardiaque permanent ou un défibrillateur automatique implantable (DAI) a été implanté, etc.

La transplantation cardiaque est confrontée à des problèmes tels que l'incertitude quant au moment du don du cœur et le court temps de préparation à la chirurgie. Les patients en attente d'une transplantation doivent être pleinement évalués à l'avance. Les anesthésiologistes doivent participer activement à l'évaluation et à la protection du cœur du donneur en tant que membres de l'équipe de transplantation afin de faciliter l'élaboration de plans de traitement périopératoires, d'optimiser les parcours cliniques et de raccourcir la durée de l'ischémie cardiaque du donneur. Les médicaments préanesthésiques doivent être utilisés avec prudence avant que les receveurs de transplantation cardiaque n'entrent dans la salle d'opération afin d'éviter de supprimer la fonction cardiaque. Pour ceux qui sont nerveux et anxieux, une petite dose de midazolam peut être prise par voie orale avant l'anesthésie, et de la morphine peut être injectée par voie intramusculaire si nécessaire.

II. Gestion de l'anesthésie du donneur

L'objectif de la gestion de l'anesthésie du donneur est de maintenir la respiration et la circulation avant le prélèvement du cœur du donneur, afin que l'organe allogénique puisse être préservé dans des conditions optimales. Les méthodes spécifiques comprennent : l'intubation endotrachéale, la ventilation à l'oxygène pur, la surveillance de la saturation pulsée en oxygène (SpO_2) , la surveillance de la pression artérielle, un traitement approprié lorsque la pression artérielle systolique (PAS) <80 mmHg, injection intraveineuse d'héparine après incision du péricarde (3mg/kg) ; injecter par voie intraveineuse des antibiotiques et de la méthylprednisolone (30 mg/kg) lorsque le cœur est libéré ; après avoir bloqué l'aorte ascendante, injecter une solution de cardioplégie à 4°C à partir de la racine (pression de perfusion 60 mmHg).

III. Induction de l'anesthésie par récepteur

L'induction de l'anesthésie est l'étape la plus dangereuse de toute l'opération. Toute erreur entraînera des effets indésirables, voire des conséquences graves. En fonction des changements physiopathologiques des patients atteints d'une maladie cardiaque en phase terminale, les précautions suivantes doivent être prises pour l'induction de l'anesthésie : La plupart des transplantations cardiaques sont dans un état critique, une mauvaise tolérance et une circulation sanguine relativement lente, le moment d'apparition du médicament est souvent retardé, de sorte que les médicaments d'induction de l'anesthésie doivent être injectés lentement en fonction des changements hémodynamiques puisque le débit cardiaque du receveur dépend de la fréquence cardiaque, de l'utilisation du myocarde ; les effets inhibiteurs doivent être prudents ou évités les médicaments puissants ; étant donné que le receveur a une mauvaise tolérance à l'hypoxémie, un apport suffisant en oxygène doit être fourni pendant l'induction ; le receveur a une mauvaise tolérance à l'hypovolémie (précharge), et un remplacement hydrique approprié doit être effectué après la charge ; même pendant une courte période, peut également facilement provoquer une mort subite. Une postcharge appropriée doit être maintenue pendant l'induction ; la pression artérielle pulmonaire doit être réduite et une résistance circulatoire systémique appropriée doit être maintenue pendant l'induction, et le corps réagit mal aux catécholamines. Les médicaments vasoactifs doivent être utilisés de manière rationnelle en fonction de la tension artérielle.

IV. Prise en charge de l'anesthésie peropératoire

(1) Au stade précoce de la circulation extracorporelle, une perfusion adéquate des organes importants doit être maintenue. Les opioïdes sont généralement utilisés comme médicament principal, complétés par une petite quantité de sédatifs ou une anesthésie par inhalation à faible concentration. Les médicaments antifibrinolytiques tels que l'acide tranexamique doivent être systématiquement utilisés en peropératoire pour réduire les saignements périopératoires et les transfusions sanguines allogéniques.

(2) Afin de réduire autant que possible la durée d'ischémie du cœur du donneur, lorsque le cœur du donneur est envoyé à la salle d'opération, le receveur doit avoir commencé la circulation extracorporelle et refroidi à environ 32°C à basse pression. -La technologie de dérivation de flux doit être utilisée pour maintenir la pression artérielle moyenne (MAP) à 50 ~ 70 mmHg.

(3) Au début du réchauffement, des médicaments vasoactifs tels que la dobutamine, l'épinéphrine, la

nitroglycérine et la milrinone peuvent être perfusés par voie intraveineuse, le cas échéant.

(4) Une fois l'aorte ascendante ouverte, enregistrez le temps d'ischémie du cœur du donneur, maintenez une pression de perfusion élevée et laissez suffisamment de temps au cœur du donneur pour redémarrer automatiquement. Si le patient ne saute plus pendant une longue période, une dose unique de médicaments vasoactifs peut être envisagée.

(5) La transplantation cardiaque nécessite une longue période d'assistance circulatoire parallèle. Si la fonction cardiaque est mauvaise, le type et la dose de médicaments vasoactifs peuvent être ajustés et, si nécessaire, une pompe à ballonnet intra-aortique (IABP) peut être insérée.

(6) Étant donné que le cœur transplanté est dénervé, la réponse de la fréquence cardiaque à l'hémodynamique disparaît et les médicaments qui agissent indirectement sur le cœur par l'intermédiaire du nerf sympathique/vague ne peuvent pas être efficaces. Si la fréquence cardiaque est lente après un pontage cardio-pulmonaire, des médicaments vasoactifs tels que la dobutamine, la dopamine et l'épinéphrine peuvent être perfusés en continu par voie intraveineuse. Les transplantations cardiaques nécessitent systématiquement l'implantation d'un stimulateur cardiaque temporaire.

(7) Après une assistance mécanique adéquate, un ajustement des médicaments vasoactifs et une évaluation de l'état de la fonction cardiaque par échographie, ajustez et maintenez la fréquence cardiaque entre 90 et 110 battements/min. Lorsque la fonction du cœur transplanté s'est rétablie de manière satisfaisante, que la température

rectale est revenue au-dessus de 36 °C et que l'électrocardiogramme (ECG) est fondamentalement normal, la circulation extracorporelle peut être progressivement arrêtée.

(8) Un dysfonctionnement cardiaque transplanté peut survenir au stade précoce de la transplantation cardiaque, se manifestant par un échec dans l'arrêt de la circulation extracorporelle, une réduction du débit cardiaque ou la nécessité d'un traitement médicamenteux vasoactif à haute dose, qui est lié à une longue durée d'ischémie cardiaque du donneur et lésion de reperfusion. Quelques heures après l'arrêt de la circulation extracorporelle, une insuffisance ventriculaire droite aiguë et une hypertension pulmonaire peuvent survenir. Le principe du traitement est de maintenir la pression artérielle pour assurer la perfusion sanguine du cœur droit, augmenter la contractilité du cœur droit et réduire la résistance de l'artère pulmonaire. Un dysfonctionnement ventriculaire gauche peut entraîner une hypotension réfractaire et des médicaments inotropes (tels que la dobutamine, la dopamine et l'épinéphrine) sont généralement utilisés pour le traitement.

(9) Certains receveurs présentent un certain degré d'hypertension pulmonaire avant la chirurgie. Une augmentation soudaine du débit cardiaque, un vasospasme pulmonaire, une embolie vasculaire pulmonaire, une hypoxie et une hypercapnie après la transplantation peuvent encore augmenter la pression artérielle pulmonaire. Le principe du traitement est de maintenir les poumons complètement gonflés et d'assurer une bonne ventilation et une oxygénation adéquate. L'oxyde nitrique inhalé est efficace dans le traitement de l'hypertension pulmonaire

après une transplantation cardiaque. Il peut être rapidement métabolisé dans le lit vasculaire pulmonaire et a peu d'impact sur la circulation systémique.

(10) Les arythmies après une transplantation cardiaque comprennent les arythmies supraventriculaires et ventriculaires, et les médicaments antiarythmiques conventionnels sont efficaces.

(11) Des lésions de la fonction rénale peuvent survenir après un pontage cardio-pulmonaire et les receveurs peuvent présenter des symptômes tels qu'une oligurie et une créatinine sérique élevée, en particulier les receveurs souffrant d'insuffisance cardiaque chronique à long terme associée à une insuffisance rénale, à l'utilisation de cyclosporine et à l'utilisation d'agents de contraste avant la chirurgie. Le principe principal du traitement est de maintenir une précharge et un débit cardiaque adéquats, et un pompage intraveineux continu, du peptide natriurétique du cerveau humain ou des diurétiques peuvent être envisagés.

(12) Pendant l'anesthésie pour une transplantation cardiaque, les électrolytes sanguins tels que le potassium, le calcium et le magnésium doivent être maintenus autant que possible dans la plage normale, et le traitement peut être guidé par la surveillance de l'analyse des gaz du sang. L'hypokaliémie est plus fréquente, en particulier chez ceux qui ont pris des diurétiques pendant une longue période avant la chirurgie. Un débit urinaire excessif après une circulation extracorporelle peut également provoquer une hypokaliémie. L'hypokaliémie peut provoquer des arythmies telles que des contractions ventriculaires prématurées et une tachycardie ventriculaire, qui peuvent

être corrigées par une supplémentation intraveineuse en potassium pour maintenir le potassium sérique entre 3,5 et 5,0mmol/L. L'hypomagnésémie peut également provoquer des arythmies. Les arythmies qui surviennent lorsque la kaliémie est normale doivent être considérées comme une hypomagnésémie, qui peut être corrigée par une perfusion de sulfate de magnésium. Une hypocalcémie peut survenir si une grande quantité de sang stocké est transfusée et si du chlorure de calcium ou du gluconate de calcium doit être activement complété.

V. Prise en charge de l'anesthésie postopératoire

(1) Après la transplantation cardiaque, informez l'unité de soins intensifs (USI) pour se préparer à recevoir le receveur. Confirmez que la capacité de stockage de la pompe à micro-injection est suffisante pour maintenir le processus de transfert, préparez un moniteur mobile pour surveiller en continu l'électrocardiogramme (ECG), la pression artérielle et la saturation en oxygène du pouls (SpO_2), et continuez à inhaler de l'oxygène pendant le processus de transfert.

(2) Les patients postopératoires doivent être placés dans une unité de soins stérile et isolée, et les centres de transplantation présentant des conditions peuvent préparer des salles à flux laminaire.

(3) En plus de la surveillance de routine de l'électrocardiogramme (ECG), de la pression artérielle, de la pression veineuse centrale (CVP) et de la saturation pulsée en oxygène (SpO_2) et d'autres indicateurs, il convient de prêter attention à la pression artérielle pulmonaire, à la

pression artérielle pulmonaire, etc. Lors de la surveillance de la pression du coin et du débit cardiaque, une attention particulière doit être portée à l'évaluation de la fonction cardiaque par échographie, à la surveillance dynamique de l'analyse des gaz du sang artériel, afin que le receveur puisse maintenir un débit urinaire approprié, ainsi qu'à une évaluation et un ajustement complet du type et dosage des médicaments.

(4) Fournir une sédation et une analgésie adéquates au début de la période postopératoire, utiliser un ventilateur pour faciliter la respiration et retirer la sonde trachéale dès que possible après le réveil du patient. La durée de la ventilation mécanique est généralement de 12 à 24 heures, et une pression expiratoire positive (PEP) de 5 à 8 cmH_2O est régulièrement fournie pour éviter une inhalation à long terme d'oxygène à haute concentration. Généralement, la concentration d'oxygène inhalé est comprise entre 50 % et 60 %. Aspirez correctement les crachats, renforcez la gestion et les soins des voies respiratoires et évitez les complications telles qu'une infection pulmonaire.

CHAPITRE 8

ANESTHÉSIE POUR LE REMPLACEMENT VALVULAIRE AORTIQUE PAR CATHÉTER (TAVR)

Le remplacement valvulaire aortique par cathéter (TAVR) consiste à placer la valvule aortique assemblée dans la racine aortique à l'aide d'un cathéter pour compléter fonctionnellement le remplacement de la valvule aortique. Le remplacement valvulaire aortique par cathéter (TAVR) présente les avantages d'une invasion minimale, d'une durée d'opération courte et de l'absence de circulation extracorporelle. Il convient aux personnes intolérantes à la thoracotomie, aux personnes âgées, ayant une mauvaise fonction ventriculaire gauche ou associées à d'autres organes importants. Patients atteints d’une maladie valvulaire aortique grave.

I. Visite préopératoire et évaluation

Le remplacement valvulaire aortique par cathéter (TAVR) est généralement une intervention chirurgicale élective. Les patients sont âgés, gravement malades et souffrent de plusieurs maladies sous-jacentes. Avant que l'anesthésie, l'échocardiographie, l'angiographie coronarienne et les affections vasculaires périphériques ne soient combinées pour comprendre globalement l'histoire actuelle du patient antécédents médicaux, comorbidités (telles que maladie coronarienne, antécédents d'infarctus du myocarde, antécédents d'insuffisance cardiaque, hypertension, diabète, accident vasculaire cérébral, maladie rénale, etc.) et médicaments de traitement. Concentrez-vous sur l'évaluation des fonctions d'organes importants et sur la compréhension de la pathogenèse, de la nature et de l'étendue de la maladie valvulaire aortique. Avant l'anesthésie, préparez l'équipement, les articles et les médicaments appropriés. En plus de la surveillance de routine, il est recommandé d'effectuer une échographie et un indice bispectral EEG (bispectral) pour la surveillance de l'anesthésie index, BIS) surveillance.

II. Choix de la méthode d'anesthésie

Pour le remplacement valvulaire aortique par cathéter (TAVR), vous pouvez choisir une anesthésie générale, des soins d'anesthésie surveillés (MAC) ou une anesthésie locale, voir le tableau 1 ci-dessous. La chirurgie via les voies sous-clavière, aortique ascendante et apex est très invasive et irritante, c'est pourquoi une anesthésie générale avec intubation endotrachéale est couramment utilisée.

Pour les patients présentant des conditions normales grâce à un accès à l'artère transfémorale, des soins d'anesthésie surveillés (MAC) ou une anesthésie locale peuvent être sélectionnés. La détermination de la méthode d'anesthésie nécessite un examen approfondi de la méthode chirurgicale, de l'état du patient, des facteurs liés à l'opérateur et de l'expérience de l'anesthésiste.

Tableau 1 Comparaison entre l'anesthésie générale de remplacement valvulaire aortique par cathéter (TAVR) et les soins d'anesthésie surveillés (MAC) / anesthésie locale

Anesthésie Chemin	Chemin applicable	Avantage	Désavantages
Tout le corps anesthésie	Applicable à divers vaisseaux sanguins	Gestion des voies respiratoires entièrement contrôlée Echocardiographie Transœsophagienne (ETO) facile à réaliser examiner freinage absolu Fournir de l'apnée	Prolongé possible en unité de soins intensifs (USI) /séjour à l'hôpital Demande accrue de médicaments vasoactifs
Soins d'anesthésie surveillés (MAC) ou Anesthésie locale	Principalement utilisé pour l'artère transfémorale	Stabilité hémodynamique Augmenter la précharge cardiaque Gagnez du temps en salle d'opération Séjour en unité de soins intensifs (USI) / séjour à l'hôpital sont courts	Risques de passage à l'anesthésie générale pendant une intervention chirurgicale Mauvaise contrôlabilité des voies respiratoires Le patient bouge ou n'est pas coopératif Difficulté à réaliser un examen d'échocardiographie transœsophagienne (ETO)

III. Points clés de la prise en charge peropératoire

Le remplacement valvulaire aortique par cathéter (TAVR) est conforme aux principes de base de l'anesthésie pour la chirurgie cardiovasculaire. Le but est de s'assurer que les signes vitaux du patient pendant l'opération sont stables et que l'opération se déroule avec succès. Le travail d'équipe est la base du succès du remplacement valvulaire aortique par cathéter (TAVR).

IV. Plan de gestion de l'anesthésie générale

Le principe général de l'induction de l'anesthésie est une induction lente et la stabilité hémodynamique doit être maintenue. L'hypotension chez les patients présentant une sténose aortique (SA) sévère peut facilement conduire à une ischémie myocardique. Une petite dose de noradrénaline peut être pompée en continu pour maintenir autant que possible la pression artérielle et la fréquence cardiaque au niveau de base. Les personnes ayant une mauvaise fonction cardiaque peuvent recevoir des médicaments inotropes tels que la dobutamine ou l'épinéphrine. Des précautions doivent être prises pour prévenir l'hypotension depuis la fin de l'induction de l'anesthésie jusqu'à l'incision cutanée.

V. Gestion de l'anesthésie des opérations spéciales

(1) Placement temporaire du stimulateur cardiaque : placez l'électrode de stimulation près de l'apex du ventricule droit sous fluoroscopie et échocardiographie

transœsophagienne (ETO), et testez pour garantir une stimulation normale.

(2) La stimulation des vaisseaux sanguins par le fil guide peut induire un réflexe vagal et l'état circulatoire doit être étroitement surveillé. Lorsque le fil guide traverse la valvule aortique, il est facile de provoquer une arythmie, qui peut être traitée par injection intraveineuse de lidocaïne.

(3) Stimulation ventriculaire rapide (RVP) et dilatation du ballonnet : les patients atteints de sténose aortique (SA) nécessitent une stimulation ventriculaire rapide (RVP) lorsque le ballonnet de la valve aortique se dilate et libère la valve. Maintenir la stabilité de l'environnement interne avant la stimulation ventriculaire rapide (RVP), y compris l'équilibre acido-basique et l'homéostasie électrolytique. La stimulation ventriculaire rapide (RVP) dure généralement 10 à 20 secondes et ne doit pas être trop longue pour éviter la fibrillation ventriculaire et d'autres arythmies malignes dues à une perfusion coronarienne insuffisante. Si des arythmies ventriculaires ou supraventriculaires surviennent après l'arrêt de la stimulation, des médicaments antiarythmiques tels que l'amiodarone ou de la lidocaïne peuvent être administrées pour le traitement. En cas d'hypotension persistante, une évaluation échographique doit être utilisée rapidement, puis traitée rapidement. Si la dilatation par ballonnet n'obtient pas l'effet souhaité et nécessite une dilatation secondaire, attendez que la circulation soit stable avant de continuer. Si la circulation du patient s'effondre après la dilatation du ballon, une réanimation cardio-pulmonaire doit être effectuée immédiatement.

(4) Implantation de la valve : la stimulation ventriculaire rapide (RVP) libère la valve lorsque la pression artérielle moyenne (MAP) chute à environ 50 mmHg. Pendant la libération, observez attentivement les changements de fréquence cardiaque et de pression artérielle, ajustez le stimulateur cardiaque, encore une fois à 50 battements/min selon les besoins. Il y aura une hypotension transitoire pendant le processus de libération de la valvule, ce qui nécessite une observation étroite et une utilisation prudente des médicaments pour prévenir une hypertension sévère après la libération de la valvule et le soulagement de la sténose.

(5) Une fois la valve relâchée : ① Vérifiez le fonctionnement de la valve par échographie et examinez l'état de l'artère coronaire par angiographie. ② À mesure que la différence de pression transvalvulaire diminue, la pression artérielle augmente souvent à des degrés divers. L'utilisation de vasopresseurs doit être progressivement réduite et des médicaments antihypertenseurs à courte durée d'action peuvent également être utilisés pour contrôler la pression artérielle. ③Pour les personnes présentant un dysfonctionnement ventriculaire gauche avant la chirurgie, il faut toujours veiller à soutenir la fonction ventriculaire gauche après la chirurgie. ④ Si la circulation ne peut pas être rétablie à l'état attendu, sous la surveillance d'une échographie, le volume sanguin doit être reconstitué, un traitement médicamenteux doit être administré, les troubles de l'environnement interne doivent être corrigés, la réanimation cardio-pulmonaire doit être poursuivie et une assistance circulatoire mécanique doit être fournis si nécessaire. ⑤ Portez une attention

particulière aux modifications de l'électrocardiogramme (ECG), en particulier après l'expansion par ballonnet de la valvule aortique calcifiée et l'implantation d'une valvule artificielle. Lorsque des modifications ischémiques myocardiques se produisent, la possibilité d'une obstruction de l'artère coronaire doit être rapidement exclue. ⑥ Lors du remplacement valvulaire aortique transapical par cathéter (TAVR), la pression artérielle doit être contrôlée pendant la suture apicale pour éviter un saignement ou une rupture cardiaque.

VI. Soins d'anesthésie surveillés (MAC) ou plan de gestion de l'anesthésie locale

La gestion des voies respiratoires est difficile lorsque le remplacement valvulaire aortique par cathéter (TAVR) est effectué sous anesthésie surveillée (MAC) ou sous anesthésie locale. Portez une attention particulière à la respiration du patient et insérez un masque oropharyngé/nasopharyngé ou un masque laryngé si nécessaire. Lors de l'utilisation de soins d'anesthésie surveillés (MAC)/anesthésie locale, l'anesthésiologiste doit être prêt à passer à l'anesthésie générale en cas d'urgence. La dilatation du ballonnet, la stimulation ventriculaire rapide (RVP) et les processus de libération des valvules sont des points critiques de la chirurgie et les mouvements physiques doivent être évités. Faites attention à une coopération étroite avec le chirurgien, communiquez en temps opportun et soyez prêt à répondre aux urgences à tout moment.

VII. Autre prise en charge peropératoire

(1) Transfusion sanguine : Les patients âgés ou les patients présentant une mauvaise fonction cardiaque doivent maintenir un taux d'hémoglobine élevé (> 100 g/L) pendant la chirurgie pour maintenir l'équilibre entre l'apport et la demande en oxygène du myocarde, et le liquide doit être principalement cristalloïde.

(2) Protection rénale : En raison de l'hypotension peropératoire et de l'utilisation intensive de produits de contraste, le risque de lésion rénale aiguë postopératoire est élevé. Les colloïdes artificiels doivent être utilisés avec prudence pendant la période périopératoire, le débit urinaire doit être étroitement surveillé et les diurétiques doivent être étroitement surveillés utilisé de manière appropriée.

(3) Protection du cerveau : La réalisation d'opérations telles que l'expansion du ballonnet et la libération d'une valvule aortique calcifiée peut provoquer la chute de la plaque calcifiée, entraînant un accident vasculaire cérébral. Une pression artérielle appropriée, une perfusion cérébrale adéquate et une surveillance des pupilles doivent être maintenues pendant l'opération et saturation cérébrale en oxygène (Saturation régionale cérébrale en oxygène, $rScO_2$).

(4) Prévenir, identifier et traiter activement les complications courantes du remplacement valvulaire aortique par cathéter (TAVR) : saignements graves, lésions vasculaires, hémopéricarde/tamponnade, malposition valvulaire, obstruction par maladie coronarienne, bloc cardiaque, fuite paravalvulaire, accident vasculaire cérébral et infarctus du myocarde postopératoire.

CHAPITRE 9

ANESTHÉSIE POUR L'IMPLANTATION D'UN DISPOSITIF D'ASSISTANCE VENTRICULAIRE GAUCHE (LVAD)

L'insuffisance cardiaque (IC) est un stade grave ou terminal de diverses maladies cardiaques. Elle présente les caractéristiques d'un taux de mortalité élevé et d'un taux de réadmission élevé. Elle est devenue un problème de santé publique important qui affecte gravement la santé de nos résidents. Pour les patients souffrant d'insuffisance cardiaque avancée, les traitements traditionnels sont devenus inefficaces et une transplantation cardiaque ou l'implantation d'un dispositif d'assistance ventriculaire doit être envisagée. Le principe de fonctionnement du dispositif d'assistance ventriculaire gauche (LVAD) est que le sang circule du ventricule gauche vers la pompe sanguine. La pompe sanguine tourne à grande vitesse pour pomper le sang dans l'aorte ascendante, facilitant ainsi la circulation sanguine du patient. Les patients atteints d'insuffisance cardiaque avancée ont une faible réserve fonctionnelle cardiaque et sont même en état de choc cardiogénique, le traitement par anesthésie est donc unique et difficile.

I. Évaluation de l'anesthésie préopératoire

Selon les indications, les patients présentant une insuffisance cardiaque avancée doivent être dépistés. En plus de l'évaluation préopératoire de routine, il convient de prêter attention à la fonction cardiaque et au degré d'implication des organes importants. Le maintien et l'optimisation de la fonction cardiaque comprennent : le contrôle du volume, l'amélioration de la perfusion des tissus et des organes, l'ajustement des médicaments contre l'insuffisance cardiaque, etc. Il est nécessaire d'améliorer et d'optimiser les fonctions du système respiratoire, du système digestif, du système nerveux, du système urinaire et du système endocrinien avant la chirurgie.

II. Prise en charge de l'anesthésie peropératoire

(1) Médicaments pour l'induction de l'anesthésie : des médicaments ayant peu d'impact sur l'hémodynamique doivent être sélectionnés et des médicaments inotropes doivent être utilisés en association. L'utilisation combinée d'étomidate, de midazolam, de rocuronium et de sufentanil est recommandée comme agents d'induction de l'anesthésie. Le propofol a un effet inhibiteur significatif sur la contractilité du myocarde et la résistance vasculaire

systémique et n'est pas recommandé. Schéma thérapeutique recommandé pour l'entretien de l'anesthésie : inhalation continue d'anesthésiques inhalés tels que le sévoflurane, perfusion continue de propofol, dexmédétomidine, de relaxants musculaires non dépolarisants et d'opioïdes pour maintenir la profondeur de l'anesthésie. Une stratégie de ventilation protectrice des poumons a été adoptée : petit volume courant combiné à une ventilation à haute fréquence, complétée par une pression expiratoire positive (PEP) (5-8 cmH_2O).

(2) Les patients souffrant d'insuffisance cardiaque peuvent ne pas être en mesure d'augmenter le volume systolique cardiaque avec l'augmentation de la précharge cardiaque et doivent utiliser de l'épinéphrine, de la noradrénaline, de la milrinone, de l'isoprotérénol, de la dobutamine et d'autres médicaments vasculaires sur une base individuelle. Médicaments actifs pour maintenir l'hémodynamique du patient. Une attention particulière doit être accordée à l'évaluation et à l'optimisation de la fonction ventriculaire droite pendant l'opération, et une évaluation complète peut être réalisée en association avec une échocardiographie transœsophagienne (ETO), un cathéter de Swan-Ganz et une vision directe peropératoire. Les patients présentant un risque d'insuffisance ventriculaire droite peuvent utiliser l'épinéphrine et la milrinone en association avec l'oxyde nitrique et l'alprostadil pour augmenter la contractilité du myocarde et réduire la résistance vasculaire pulmonaire. La dose d'oxyde nitrique doit être individualisée et la dose d'inhalation recommandée est de 20 à 40 ppm pour éviter les facteurs qui augmentent

la résistance vasculaire pulmonaire tels que l'hypoxie, l'hypercapnie et l'acidose.

(3) Il est recommandé d'utiliser une thérapie fluidique axée sur un objectif pour la gestion des fluides et d'utiliser des méthodes de surveillance telles que le cathéter de Swan-Ganz, la surveillance par échocardiographie transœsophagienne (ETO) ou l'analyse de la forme d'onde du pouls pour évaluer la fonction cardiaque et la capacité à assurer le remplissage ventriculaire gauche. Satisfait d'éviter d'être drainé par la pompe à sang. Si les mesures de soutien ventriculaire droit telles que les médicaments et la gestion du volume ne peuvent pas améliorer la fonction ventriculaire droite, l'installation d'une oxygénation extracorporelle par membrane (ECMO) ou d'un dispositif d'assistance ventriculaire droite doit être envisagée.

(4) La fonction de coagulation du patient peut être évaluée en temps réel pendant l'opération grâce au thrombélastogramme (TEG) ou au temps de coagulation activé (ACT). Les médicaments antifibrinolytiques tels que l'acide aminocaproïque et l'acide tranexamique doivent être utilisés de manière rationnelle, et les produits sanguins tels que le plasma frais congelé, le cryoprécipité et les plaquettes doivent être utilisés le cas échéant. Le complexe prothrombique et le facteur VII doivent être utilisés avec prudence lors de l'implantation d'un dispositif d'assistance ventriculaire gauche (LVAD) et ne doivent être utilisés qu'en cas de saignement réfractaire provoqué par des facteurs non chirurgicaux.

(5) Surveiller la saturation cérébrale en oxygène (saturation régionale cérébrale en oxygène, $rScO_2$) et l'indice bispectral EEG (bispectral index, BIS), éviter la

conscience de l'anesthésie ou d'une anesthésie excessive et réduire le risque de dysfonctionnement cognitif postopératoire chez les patients.

III. Prise en charge postopératoire

L'implantation d'un dispositif d'assistance ventriculaire gauche (LVAD) comprend une surveillance hémodynamique, avec une attention particulière à la fonction ventriculaire droite, l'optimisation du volume et du soutien inotrope, une sédation appropriée, une analgésie, une prise en charge respiratoire et des stratégies appropriées d'anticoagulation et de transfusion sanguine, la prévention et le traitement des complications peropératoires infections, etc.

Pour la surveillance hémodynamique après l'implantation d'un dispositif d'assistance ventriculaire gauche (LVAD), il est recommandé d'utiliser un électrocardiogramme continu (ECG), la saturation pulsée en oxygène (SpO_2) et la pression veineuse centrale (CVP) et sang artériel. Surveillance de la pression, le cathéter Swan-Ganz a été conservé jusqu'à 72 heures après l'intervention chirurgicale. Une petite sonde d'échocardiographie transœsophagienne (ETO) qui peut être laissée dans l'œsophage jusqu'à 72 heures peut être utilisée pour aider à ajuster la vitesse de la machine et à optimiser la gestion hémodynamique. Il est recommandé de mesurer quotidiennement l'hémoglobine libre plasmatique et la lactate déshydrogénase après la chirurgie. Ajuster les médicaments vasoactifs pour maintenir la pression veineuse centrale (CVP) <14 mmHg, la pression capillaire pulmonaire (PCWP) <18 mmHg et la pression artérielle moyenne (MAP) 70-80 mmHg. Il est recommandé que l'oxyde nitrique inhalé réduise la pression artérielle pulmonaire et la postcharge ventriculaire droite. En cas d'hypotension ou de choc postopératoire, la norépinéphrine est le vasopresseur de première intention ; le lévosimendan peut être utilisé en cas de faible débit cardiaque postopératoire associé à une insuffisance ventriculaire droite pour les patients présentant une insuffisance cardiaque droite (IRH), phosphodiestérase des inhibiteurs peuvent être utilisés. Le poids sec du patient est enregistré avant la chirurgie et des diurétiques sont administrés pour ramener progressivement le patient au poids sec après la chirurgie. Si nécessaire, un traitement de remplacement rénal continu est utilisé pour maintenir un niveau de pression veineuse centrale (CVP).

CHAPITRE 10

ANESTHÉSIE POUR LA CHIRURGIE DE LA CARDIOMYOPATHIE HYPERTROPHIQUE OBSTRUCTIVE (HOCM)

La cardiomyopathie hypertrophique (chirurgie de Morrow) est actuellement un moyen sûr et efficace pour soulager l'obstruction des voies d'éjection du ventricule gauche dans la cardiomyopathie hypertrophique obstructive (HOCM). En raison des changements dans l'anatomie du cœur hypertrophique obstrué, des changements physiopathologiques particuliers se produisent, rendant les patients sujets à une obstruction de la voie d'éjection du ventricule gauche, à une ischémie myocardique et à d'autres événements indésirables cardiovasculaires. Cela pose certains problèmes de gestion peropératoire pour les débutants en anesthésie.

I. Bilan préanesthésique

(1) La chirurgie cardiaque doit d'abord comprendre l'état clinique de la fonction cardiaque du patient. La tolérance à l'activité du patient avant la chirurgie peut refléter dans une certaine mesure le degré de suppression circulatoire après l'anesthésie. Il est également nécessaire de savoir si le patient a des antécédents d'amaurose et de syncope. Ces deux manifestations sont courantes de la cardiomyopathie hypertrophique obstructive (HOCM) et peuvent également refléter le degré d'obstruction des voies d'éjection du ventricule gauche chez le patient.

(2) Un défibrillateur automatique implantable (DAI) avant la chirurgie. Ces patients doivent utiliser le défibrillateur automatique implantable (DAI) pour éteindre l'appareil le jour de l'intervention chirurgicale couteau électrique pendant l'opération. L'échographie cardiaque couleur est l'un des examens préopératoires nécessaires. L'épaisseur du septum interventriculaire et le degré d'obstruction de la voie d'éjection du ventricule gauche sont des facteurs de risque indépendants d'événements cardiovasculaires indésirables chez les patients. Plus le septum interventriculaire est épais et plus le gradient de pression dans la voie d'éjection du ventricule gauche est élevé, plus l'état du patient est grave, plus la tolérance du patient aux fluctuations hémodynamiques pendant la chirurgie est mauvaise et plus les exigences en matière de gestion circulatoire sont strictes.

(3) Tous les patients doivent subir un examen par électrocardiogramme (ECG) avant la chirurgie. La vitesse de la fréquence cardiaque peut refléter l'état du traitement préopératoire par un β-bloquant et un inhibiteur des canaux

calciques. La fréquence ventriculaire au repos est contrôlée entre 55 et 65 battements/min. Les plaintes cliniques de la moitié des patients peuvent être améliorées.

（4） Si le patient présente un bloc de branche gauche et qu'un cathéter flottant doit être placé pendant l'opération, une attention particulière doit être portée au changement du rythme cardiaque pendant le processus de mise en place afin d'éviter que le cathéter flottant ne stimule la branche droite du faisceau et ne provoque une insuffisance auriculo-ventriculaire complète. Si le patient a une branche du faisceau droit Pour le bloc de branche, la branche du faisceau gauche peut être endommagée lors de la résection septale ventriculaire pendant l'intervention chirurgicale, entraînant un bloc auriculo-ventriculaire postopératoire complet. À ce stade, un stimulateur cardiaque temporaire doit être préparé à l'avance pour aider le cœur de redémarrage.

II. Prise en charge de l'anesthésie peropératoire

(1) Maintenir une profondeur d'anesthésie appropriée

Dans la cardiomyopathie hypertrophique obstructive (HOCM), les vaisseaux sanguins coronariens n'augmentent pas avec l'hypertrophie du muscle ventriculaire. Par conséquent, il existe une inadéquation relative entre les cellules myocardiques et l'apport sanguin coronaire lorsque les nerfs sympathiques sont excités et que la fréquence cardiaque augmente. La contractilité augmente, les cellules du myocarde connaîtront un déséquilibre entre l'apport en oxygène et la demande en oxygène. Dans le même temps, la période diastolique du cœur est raccourcie et l'apport sanguin coronaire est encore réduit. Dans ce cas, une ischémie myocardique sous-endocardique est susceptible de se produire, qui est également une hypertrophie. Les patients atteints de cardiomyopathie obstructive de type 2 (cardiomyopathie hypertrophique obstructive, HOCM) sont sujets à la base pathologique de l'angine de poitrine. Par conséquent, une excitation excessive du nerf sympathique doit être évitée pendant l'intervention chirurgicale et une profondeur d'anesthésie appropriée doit être maintenue pour le patient.

(2) Maintenir une charge initiale suffisante

La cardiomyopathie hypertrophique obstructive (HOCM), la chambre ventriculaire gauche devient plus petite lorsque la précharge est réduite, le ventricule ne peut pas se détendre complètement. La distance entre le feuillet antérieur de la valvule mitrale et le septum interventriculaire se rapproche pendant la diastole, et le ventricule gauche. L'écoulement se produit pendant la systole. L'obstruction des voies s'aggrave encore, entraînant une diminution du débit cardiaque (CO). Même en cas de légère déplétion volumique, le gradient de pression de la voie d'éjection du ventricule gauche augmentera, il est donc très nécessaire d'ajouter suffisamment de liquide avant la circulation extracorporelle, en particulier pour les patients subissant une intervention chirurgicale l'après-midi, qui ont une longue période de jeûne préopératoire. Le phénomène d'hypovolémie est plus évident.

(3) Maintenir la résistance vasculaire périphérique

Une diminution de la résistance vasculaire périphérique peut entraîner une augmentation du gradient de pression des voies d'éjection du ventricule gauche et aggraver le degré d'obstruction des voies d'éjection. De plus, une diminution de la résistance périphérique peut provoquer par réflexe une augmentation de la contractilité du myocarde, ce qui aggrave également l'obstruction des voies d'éjection. Par conséquent, la résistance vasculaire périphérique doit être améliorée et les médicaments vasodilatateurs tels que la nitroglycérine doivent être évités. Si nécessaire, les agonistes des récepteurs α tels que la phényléphrine et la noradrénaline doivent être perfusés de manière centralisée pour maintenir une résistance vasculaire périphérique.

(4) Maintenir le rythme sinusal

Le maintien du rythme sinusal est particulièrement important pour les patients atteints de cardiomyopathie hypertrophique obstructive (HOCM). Ces patients ont souvent une fonction diastolique réduite et un remplissage ventriculaire gauche incomplet. Lorsque des arythmies supraventriculaires telles que la fibrillation auriculaire se produisent, les oreillettes se contractent et la quantité de remplissage produite se contracte. Par contraction auriculaire en fin de diastole du ventricule disparaît, la quantité de remplissage peut atteindre plus de 30% à 40% du débit cardiaque (CO), auquel moment le débit cardiaque (CO) du patient dommages graves, une cardioversion médicale précoce ou une cardioversion électrique synchronisée est donc cruciale.

(5) Protection myocardique

De cardiomyopathie hypertrophique obstructive (HOCM) sont sujets à l'ischémie myocardique et la pression artérielle moyenne (MAP) doit être maintenue au-dessus de 60 mmHg. Pour les patients présentant une insuffisance cardiaque préopératoire, il est souvent difficile de sevrer de la circulation extracorporelle. À l'heure actuelle, des inotropes tels que la dopamine ou l'épinéphrine peuvent être utilisés à petites doses pour maintenir la stabilité hémodynamique. Étant donné que la protection du myocarde hypertrophique est plus difficile que celle d'un cœur de taille normale, la protection du myocarde pendant la circulation extracorporelle est généralement améliorée en raccourcissant le temps de perfusion de la cardioplégie, en ajoutant une cardioplégie au moment où le cœur est électriquement actif ou en utilisant l'inversion des veines coronaires infusion de cardioplégie. Chez les patients présentant une hypertrophie myocardique, une lésion d'ischémie-reperfusion survient après l'ouverture de l'aorte ascendante. L'incidence de la fibrillation ventriculaire est souvent plus élevée et la défibrillation n'est pas facile à appliquer avant l'ouverture de l'aorte ou à l'inverser après l'ouverture de l'aorte ouvert. L'embolom intraveineux est utilisé pour augmenter le taux de réussite de la défibrillation.

CHAPITRE 11

ANESTHÉSIE POUR LA CHIRURGIE PÉRICARDITE CONSTRICTIVE

La péricardite constrictive est généralement causée par une infection bactérienne, des métabolites toxiques, un infarctus du myocarde et d'autres facteurs inflammatoires affectant le péricarde. Dans certains cas, elle est provoquée par une inflammation traumatique. La péricardite constrictive se caractérise par l'organisation d'exsudats inflammatoires chroniques et la formation de tissu fibreux ; le dépôt de sels de calcium forme des plaques ou des calcifications en forme de cordon, dans les cas graves, une coque osseuse complète peut même se former, comprimant le cœur , provoquant ainsi une atteinte cardiaque ; l'activité diastolique est limitée et la quantité de sang renvoyée au cœur est réduite, ce qui entraîne une réduction du débit cardiaque (CO) et un dysfonctionnement circulatoire systémique. Le traitement chirurgical de la péricardite constrictive a ses particularités.

I. Préparation et évaluation préopératoire

Les patients atteints de péricardite constrictive présentent généralement de mauvaises conditions systémiques et un traitement systémique de soutien doit être renforcé avant la chirurgie. Traitement de soutien nutritionnel, diurèse, supplémentation en potassium et correction des déséquilibres de l'équilibre hydrique et électrolytique : pour les patients ayant une fréquence cardiaque rapide, une petite dose de digitaline peut être utilisée pour empêcher la fréquence cardiaque de dépasser 120 battements/min. Pour les patients présentant une infection tuberculeuse active, un traitement antituberculeux est nécessaire en premier. Si le patient présente une péricardite purulente, un traitement anti-infectieux doit être administré avant la chirurgie pour améliorer la capacité de résistance à l'infection après la chirurgie. Des saignements graves ou une fibrillation ventriculaire peuvent survenir pendant l'opération et un équipement de circulation extracorporelle de secours doit être préparé.

II. Les essentiels de l'anesthésie

(1) La fonction circulatoire compensatoire des patients atteints de péricardite constrictive est très limitée, de sorte que le processus d'induction de l'anesthésie doit utiliser des médicaments qui ont moins d'effets inhibiteurs sur la fonction circulatoire, et l'induction doit être effectuée lentement sous pression artérielle invasive et

électrocardiogramme (ECG) surveillance. En même temps, préparez des médicaments de secours tels que la phényléphrine, l'épinéphrine et la dopamine.

(2) En termes de gestion de la capacité, la quantité de liquide doit être strictement limitée. Le principe de la reconstitution du liquide avant le stripping péricardique est de prendre la quantité nécessaire pour maintenir la pression artérielle ; après le stripping péricardique, la quantité doit être davantage limitée pour éviter une hypertrophie cardiaque causée par l'augmentation soudaine du retour du sang de la veine cave vers le cœur après le stripping péricardique, et même induire une cardiomégalie aiguë, un œdème pulmonaire, une insuffisance cardiaque. Pour les patients dont la préparation préopératoire est insuffisante et qui présentent encore un œdème et une dyspnée importants pendant l'intervention chirurgicale, ou pour les patients présentant une oligurie et une anurie pendant l'intervention chirurgicale, de fortes doses de diurétiques peuvent être administrées au début de l'intervention chirurgicale. Cependant, les niveaux d'électrolytes sanguins doivent être surveillés pendant le processus diurétique pour éviter l'hypokaliémie.

(3) Les opérations chirurgicales ont un impact significatif sur l'hémodynamique chez les patients atteints de péricardite constrictive et peuvent entraîner des complications potentiellement mortelles. Après la thoracotomie, l'écarteur sternal doit être ouvert progressivement, sinon une rétraction excessive et soudaine peut entraîner un étirement encore plus serré du péricarde, le remplissage ventriculaire diminuera soudainement et la pression artérielle diminuera considérablement.

(4) La traction chirurgicale ou la stimulation électro chirurgicale pendant le stripping péricardique peut provoquer une arythmie. L'opération doit être immédiatement suspendue et un traitement à la lidocaïne ou à l'amiodarone doit être administré.

(5) Les patients sont sujets à l'hypotension lors de la dissociation de l'entrée de la veine cave inférieure et de l'apex du cœur. L'anesthésiologiste doit observer de près le niveau et la durée de l'hypotension et rappeler rapidement au chirurgien d'éviter que l'hypotension ne provoque une arythmie maligne.

(6) Une fois le péricarde complètement dépouillé, il est conseillé d'adopter une position tête haute et pieds bas pour réduire la quantité de sang renvoyée au cœur. Si, après le retrait du péricarde de la surface droite du cœur, le ventricule se remplit et se dilate rapidement, accompagné d'une contractilité myocardique insuffisante, et qu'un syndrome aigu de faible débit cardiaque survient, la quantité de liquide ingérée doit être limitée et les diurétiques et de petites doses d'inotropes doivent être administré pour augmenter la force de contraction du myocarde. Dans le même temps, portez une attention particulière aux éventuelles complications chirurgicales telles qu'une lésion du nerf phrénique, une lésion de l'artère coronaire et une rupture du myocarde.

III. Précautions postopératoires

Les patients atteints de péricardite constrictive présentent une compression cardiaque à long terme, une activité limitée et une atrophie myocardique ; d'autre part, la congestion de la circulation périphérique et l'œdème augmentent le volume total de liquide dans le corps ; par conséquent, la chirurgie L'insuffisance cardiaque post congestive est la principale cause de décès chez les patients. Par conséquent, les points clés de la gestion postopératoire sont de poursuivre la diurèse cardiaque et de contrôler strictement la quantité de liquide ingérée. Surveiller de près la pression veineuse centrale (CVP), la résistance vasculaire systémique, le débit cardiaque (CO), la fraction d'éjection, le volume ventriculaire télédiastolique et d'autres paramètres pour guider l'utilisation de médicaments vasoactifs et de fluidothérapie afin d'améliorer le pronostic du patient.

CHAPITRE 12

APPLICATION DE L'ÉCHOGRAPHIE EN ANESTHÉSIE CARDIAQUE

La technologie des ultrasons met en évidence la valeur. Qu'il s'agisse d'une échocardiographie transœsophagienne (ETO) ou d'une échocardiographie transthoracique (ETT), elle peut visualiser directement la structure, la fonction et l'état de précharge du cœur, et peut comprendre en temps opportun et avec précision les raisons des changements cardiaques valeurs de sortie (CO), améliorant ainsi la pertinence et l'efficacité des mesures de traitement circulatoire. Parmi eux, l'échocardiographie transœsophagienne (ETO) n'affecte pas le champ chirurgical ni l'opération chirurgicale, et est plus adaptée à une utilisation en chirurgie. De plus, la sonde d'échocardiographie transœsophagienne (ETO) a une fréquence plus élevée que la sonde d'échocardiographie transthoracique (ETT) et est plus proche du cœur lors de l'examen, de sorte que l'image est plus claire.

(1) Surveillance de la capacité

Le jeûne préopératoire, la vasodilatation post-anesthésie et les facteurs de perte de sang chirurgicaux peuvent entraîner une insuffisance volémique peropératoire absolue et relative, qui sont des facteurs courants conduisant à une instabilité hémodynamique per-opératoire. Les paramètres quantitatifs échographiques les plus couramment utilisés pour la surveillance du volume sont le « diamètre télédiastolique du ventricule gauche » et la « surface télédiastolique du ventricule gauche », ou par de la cavité ventriculaire gauche a été évaluée qualitativement par inspection visuelle. L'utilisation de ces évaluations qualitatives ou quantitatives de la relation entre la valeur télédiastolique ventriculaire gauche de base surveillée et la valeur réelle au moment de la mesure est très efficace pour évaluer les changements aigus de la précharge ventriculaire gauche. Les modifications de la taille de la cavité ventriculaire gauche mesurées par échographie peuvent également être utilisées comme paramètres dynamiques pour évaluer la réactivité aux fluides, fournissant ainsi des conseils pour la thérapie fluidique.

(2) Surveillance de la fonction cardiaque

Concentrez-vous sur la contractilité du muscle cardiaque et la « vitalité » globale du ventricule gauche. L'eye -balling peut être utilisé pour évaluer de manière concise et qualitative la fonction systolique globale du ventricule gauche et estimer la fraction d'éjection ventriculaire gauche (FEVG). Bien que cette méthode soit loin d'être précise, elle peut le faire. Il peut rapidement fournir des informations à l'examinateur pour déterminer si le patient a besoin d'inotropes ou d'autres médicaments vasoactifs. L'échographie est sensible pour détecter une ischémie aiguë ou un infarctus du myocarde antérieur et est donc utile pour évaluer le mouvement de la paroi segmentaire ainsi que la fonction ventriculaire gauche globale.

(3) Surveillance de la résistance vasculaire périphérique

Qu'une hypovolémie chez les patients présentant un volume télédiastolique (EDV) normal ou augmenté, à l'inverse, un volume télédiastolique ventriculaire gauche (EDV) Un petit rappel d'hypovolémie. Par conséquent, en combinant l'état de base de l'échographie et l'évolution des tendances de la circulation, et en tenant compte des effets de l'anesthésie et de la chirurgie, l'état de résistance vasculaire périphérique du patient peut également être estimé.

(4) Structure de la vanne et surveillance du fonctionnement

Y compris l'évaluation bidimensionnelle de quatre valvules cardiaques et l'imagerie Doppler couleur pour comprendre les anomalies telles que la régurgitation valvulaire, la sténose et les végétations causées par l'endocardite. Au cours de l'anesthésie chirurgicale, en raison de modifications de l'état de charge ou de l'apparition d'une ischémie myocardique, la gravité de la maladie valvulaire peut être significativement différente de celle d'avant la chirurgie, ce qui peut constituer une certaine base pour des modifications d'état peropératoires. Une évaluation quantitative spécifique de la lésion n'est généralement pas nécessaire, mais une régurgitation légère, modérée et sévère doit être distinguée par une inspection visuelle de la zone du jet régurgitant et de la largeur de la veine contractée par une inspection visuelle de la mobilité des feuillets et des performances du Doppler continu d'une sténose est présente.

(5) Arrêt cardiaque

Il permet de trouver rapidement la cause réversible d'un arrêt cardiaque, de guider la réanimation cardio-pulmonaire et d'évaluer l'effet de la réanimation. Le contenu de l'évaluation comprend principalement : ① Fonction de la pompe cardiaque, telle que la fonction ventriculaire systolique, présence d'une déviation endocardique et d'un mouvement anormal des valves, etc. ② État de remplissage de chaque chambre, tel que l'état du volume, la taille de chaque chambre, la présence de corps étrangers ; remplissage (gaz, tumeur, thrombus), etc. ③ S'il y a une obstruction, telle qu'une tamponnade cardiaque, une obstruction des voies d'éjection, une embolie pulmonaire , une embolie gazeuse , etc. De plus, l'échographie cardiaque peut également aider au positionnement de la canulation de la veine cave supérieure, du cathéter Swan-Ganz et de la pompe à ballonnet intra-aortique (IABP).

(6) Guidage peropératoire

Après le redémarrage du cœur, l'anesthésiste, le chirurgien cardiovasculaire et le médecin de pontage cardio-pulmonaire travaillent en étroite collaboration pour former une équipe multidisciplinaire peropératoire, utilisant l'échographie pour évaluer de manière plus intuitive et plus précise l'effet chirurgical du médecin diverses cardiopathies congénitales telles que la communication interauriculaire et la cloison ventriculaire ; lorsque la fermeture d'une communication septale ou une intervention chirurgicale est effectuée, l'échographie peut fournir des conseils en temps réel pour la chirurgie et évaluer immédiatement l'effet chirurgical en même temps, l'échographie fournit un délai raisonnable pour arrêter la circulation extracorporelle en évaluant la fonction et le volume cardiaques ; charge, et peut également guider l'anesthésiste en chirurgie peropératoire. Gestion précise des liquides et des médicaments vasoactifs pendant la chirurgie. Dans le passé, l'efficacité de ce type de chirurgie et les temps d'arrêt de la circulation extracorporelle ne pouvaient être jugés que par l'expérience clinique des chirurgiens cardiaques et des anesthésistes.

La gestion de la circulation est une tâche essentielle pendant la chirurgie. Comment maintenir la stabilité hémodynamique peropératoire lors d'une intervention chirurgicale majeure et chez les patients gravement malades est devenu un défi important pour les anesthésiologistes. Si vous voulez contrôler la circulation, vous devez avoir un aperçu du cœur. L'état cardiaque, le volume sanguin et la résistance vasculaire périphérique sont trois éléments de la circulation. Parmi toutes les méthodes de surveillance hémodynamique peropératoire actuelles, seule l'échographie cardiaque peut évaluer directement ou indirectement ces trois éléments. Par conséquent, l'échographie cardiaque est très importante pour la surveillance et la gestion du cycle sont cruciaux.

ANNEXE

Abréviations couramment utilisées dans ce livre

Pontage aorte -coronarien (PAC)
Débit cardiaque (CO)
Pontage cardio-pulmonaire (CPB)
Pression veineuse centrale (CVP)
Remplacement valvulaire aortique par cathéter (TAVR)
Dioxyde de carbone (CO_2)
Pression capillaire pulmonaire (PCWP)
Saturation veineuse mixte en oxygène (SvO_2)
Pompe à ballonnet intra-aortique (IABP)
Électrocardiogramme (ECG)
Saturation pulsée en oxygène (SpO_2)
Saturation régionale cérébrale en oxygène ($rScO_2$)
Échocardiographie Trans œsophagienne (ETO)
Défibrillateur automatique implantable (DAI)
Pression artérielle moyenne (MAP)
Stimulation ventriculaire rapide (RVP)
Soins d'anesthésie surveillés (MAC)
Pression expiratoire positive (PEP)
Dispositif d'assistance ventriculaire gauche (LVAD)
Cardiomyopathie hypertrophique obstructive (HOCM)
Volume télédiastolique ventriculaire (EDV)
Indice bi spectral EEG (bi spectral indice, BRI)

Structures éditoriales du groupe L'Harmattan

L'Harmattan Italie
Via degli Artisti, 15
10124 Torino
harmattan.italia@gmail.com

L'Harmattan Hongrie
Kossuth l. u. 14-16.
1053 Budapest
harmattan@harmattan.hu

L'Harmattan Sénégal
10 VDN en face Mermoz
BP 45034 Dakar-Fann
senharmattan@gmail.com

L'Harmattan Cameroun
TSINGA/FECAFOOT
BP 11486 Yaoundé
inkoukam@gmail.com

L'Harmattan Burkina Faso
Achille Somé – tengnule@hotmail.fr

L'Harmattan Guinée
Almamya, rue KA 028 OKB Agency
BP 3470 Conakry
harmattanguinee@yahoo.fr

L'Harmattan RDC
185, avenue Nyangwe
Commune de Lingwala – Kinshasa
matangilamusadila@yahoo.fr

L'Harmattan Congo
67, boulevard Denis-Sassou-N'Guesso
BP 2874 Brazzaville
harmattan.congo@yahoo.fr

L'Harmattan Mali
Sirakoro-Meguetana V31
Bamako
syllaka@yahoo.fr

L'Harmattan Togo
Djidjole – Lomé
Maison Amela
face EPP BATOME
ddamela@aol.com

L'Harmattan Côte d'Ivoire
Résidence Karl – Cité des Arts
Abidjan-Cocody
03 BP 1588 Abidjan
espace_harmattan.ci@hotmail.fr

L'Harmattan Algérie
22, rue Moulay-Mohamed
31000 Oran
info2@harmattan-algerie.com

L'Harmattan Maroc
5, rue Ferrane-Kouicha, Talaâ-Elkbira
Chrableyine, Fès-Médine
30000 Fès
harmattan.maroc@gmail.com

Nos librairies en France

Librairie internationale
16, rue des Écoles – 75005 Paris
librairie.internationale@harmattan.fr
01 40 46 79 11
www.librairieharmattan.com

Librairie l'Espace Harmattan
21 bis, rue des Écoles – 75005 paris
librairie.espace@harmattan.fr
01 43 29 49 42

Lib. sciences humaines & histoire
21, rue des Écoles – 75005 paris
librairie.sh@harmattan.fr
01 46 34 13 71
www.librairieharmattansh.com

Lib. Méditerranée & Moyen-Orient
7, rue des Carmes – 75005 Paris
librairie.mediterranee@harmattan.fr
01 43 29 71 15

Librairie Le Lucernaire
53, rue Notre-Dame-des-Champs – 75006 Paris
librairie@lucernaire.fr
01 42 22 67 13

www.ingramcontent.com/pod-product-compliance
Lightning Source LLC
LaVergne TN
LVHW051409061026
849535LV00009B/3444
* 9 7 8 2 3 3 6 4 8 6 9 7 0 *